生活習慣病の名医が教える

病気にならない お酒の飲み方

監修 医学博士
杉岡充爾

永岡書店

はじめに

「お酒、好きですか?」

この本を手に取ったあなたに、こんな質問は愚問かもしれませんね。

そもそもお酒って害悪しかないのでしょうか?

飲みすぎた翌日ひどい二日酔いになったり、当日の記憶があやふやだったり。

そんな苦い経験をお持ちの方もいらっしゃることと思います。

一方でお酒を楽しく飲むことで日頃のストレスが発散できたり、ともに飲んだ人とコミュニケーションが深まり、仲良くなったりしたこともあるでしょう。


『酒は百薬の長』という言葉があります。

いったいお酒は健康にいいのでしょうか? 悪いのでしょうか?

いいとしたらどんなお酒との付き合い方が必要なのでしょうか?


健康に対してストイックに生きていくなら、お酒は必要ないのかもしれません。

しかし、僕らの人生はジグザク、凸凹です。

歯を食いしばって頑張らなきゃいけないときもあれば、自分にご褒美を与えたり、飲みニケーションで語り合ってみたりするときもあっていい。

健康にも気を使いながら、ときには楽しく、寄り道してお酒を飲んでひと休み。

そんな人生を謳歌したいものですよね。


この本では、生活習慣病の専門家である私が、健康になるお酒の飲み方について書かせていただきました。

お酒の歴史は非常に深く、世界中のあらゆるところでさまざまなお酒がつくられてきました。ビール、ワイン、日本酒、焼酎、ウイスキーなどなど……。


この本で、さまざまなお酒と健康に関する正しい知識を手に入れて、次回の酒席ではぜひ「このお酒の飲み方はね……」などとドヤ顔で蘊蓄《うんちく》を語ってみてください。

きっと飲み会の主役になれる……はずです。

杉岡充爾

CONTENTS

2 章

「お酒に酔う」メカニズムで体質を知る

3章 健康診断の数値とお酒の関係

4章 酒飲みが注意したい こんな症状・あんな病気

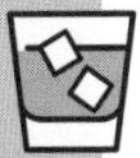

5章 気持ちよく楽しく飲むためのヒント&ルーティン

6章

翌日スッキリ、二日酔いとさようなら

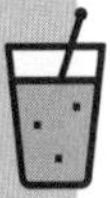

序章

飲んだ翌日、ちょっと後悔する人に

　お酒を飲むのが好きな人、お酒の席の雰囲気が好きな人、お酒を楽しく快適に飲みたい人に知っておいてほしいことをまとめています。ちょっと耳の痛い話からのスタートですが、酒飲み人生を健やかに送るためのアドバイスに、しっかりと耳を傾けてください。

なぜ、人はお酒を飲みすぎてしまうのでしょうか。友達と会話が弾んでついつい飲みすぎてしまったり、ストレス発散で心が解放されて深酒してしまったり。人と飲んだり、外で飲んだりするなら、閉店時間や終電、世間体を気にして、終わりがあります。ただ、ここ数年で「家飲み」や「ひとり飲み」の機会が増え、歯止めがきかずに飲みすぎてしまう人も増えました。

ありとあらゆるお酒がコンビニで手軽に買えるようになり、リモートワークの割合も増えたため、家にこもる時間が長くなったせいでしょうか。結果、老若男女問わず、「孤酒（ひとり酒）」が増えたようにも感じています。飲む時間が長くなって酒量に歯止めがきかず、典型的なダメな飲み方になりがちです。いい換えれば、「お酒に逃げてしまう」人も増えたといえます。あまり健康的な飲み方とはいえませんし、酒量だけでなく、食生活や食習慣も悪化して、体重増加や糖尿病で受診する人も少なくありません。

また、健康診断の数値が基準値を外れて、「お酒を控えるように」といわれた人もいるでしょう。こうなると飲むことにちょっとうしろめたさを覚えるかもしれませんが、その一方でいろいろな言い訳を探し始めるのが酒飲みの性《さが》のようです。

「焼酎だったら糖質もカロリーも低いから飲んでも大丈夫」
「ちゃんと休肝日を設けているから今日は飲んでもいい」
「もともと遺伝的に数値が高めだから、お酒のせいではない」

よく聞くのは、「来週、健康診断だからお酒を控えている」などという話です。でも一時的にお酒を控えても、健康診断が終わったらまた飲むわけで、付け焼き刃の断酒で診断を受けてもあまり意味がないような気もします。

では、どうしたら言い訳を考えることなく、健康的にお酒を楽しむことができるでしょうか。本書は、「健康のためにお酒をやめましょう」という本ではありません。まずはお酒の効用も悪影響も含めて知ることが大切です。酒好きな人が言い訳したり、うしろめたさを抱えながら飲むのではなく、気持ちよくお酒を味わえるよう、ちょっとしたヒントを盛り込んでいきます。

また、つい飲みすぎてしまったとしても、後悔したり、翌日ひきずらないような秘策も伝授します。ちょっぴり意志の弱い自分を認めてあげると同時に、お酒を賢く楽しんで人生を豊かにしてもらえたら、と考えています。

もちろん、飲みすぎの弊害を軽視してはいけません。アルコール依存症や重い肝臓障害などのリスクも、他人事ではなくしっかり肝に銘じておいてください。

そのうえで、本書を読んで役に立ててほしいと思うのは、次のような方です。

●ちょっと1杯のつもりが、つい深酒してしまう

1杯ですませることができるのは基本的にお酒がそれほど好きではない人でしょうから、この本はあまり必要ないかもしれません。酒飲みにとって1杯目は清めの1杯、いわば力水のようなものです。たかが1杯、されど1杯、1杯で終われる自信がまったくない人こそ、この本を読んでください。

●飲んだ翌日、記憶が断片的あるいは喪失

楽しかった記憶だけ残っていれば、ストレス解消できた証です。もちろんすべてを記憶できる人はほぼいませんが、会った人や行った場所、話した内容で、周

囲が当たり前に覚えている印象的なことを自分だけが覚えておらず、記憶がすっぽり抜け落ちている……そんなあなたには本書の2章をおすすめします。

●翌日、身に覚えのない傷やあざがある

酔っぱらった勢いであちこちにぶつけたり、転んだりというのはよくあることですが、本人がこれをまったく覚えていないとしたら、やや問題があります。飲んだ当日に痛みも記憶もなかったとしたら、酩酊状態に近かったと思ってくださ い。実際にあなたの体に何が起きていたのかは2章を参照してください。

●翌日のダメージが以前より確実に大きい

「若い頃は朝まで飲んでも翌日頑張れたのに……」という酒豪自慢のみなさん、ご注意ください。酒量が変わらなくても、体は日々衰えています。逆に、無理がきかなくなった今だからこそ、自分の「適量」を把握できるチャンスです。ダメージは最小限に、楽しみは最大限にするための飲み方を会得してください。

●健康診断の数値がちょっと気になる、でも飲みたい……

健康診断の結果、数値が基準値から外れた人、あるいは要再検査で医師から飲酒を控えるようにいわれた人。禁酒といいたいところですが、飲むなといわれると余計飲みたくなるのが人の常、です。お酒との付き合い方をマイナーチェンジしてみることをおすすめします。

●肥満の一途をたどっている

単純にお酒のせいで太ったのかは、やや疑問です。お酒には食欲を増進する効果があるので、飲みすぎというよりは食べすぎに起因しているのかもしれません。運動不足や代謝の低下も考えられます。5章を参考に、おつまみの選び方や食べるタイミングをちょっと変えるだけで、太りにくい飲み方は可能です。

●家飲み、酒量が増えてしまった

２０２０年から始まったコロナ禍で、お酒の飲み方は明らかに変わりました。家にこもって、他にやることもないせいか、全体的に摂取するお酒の量は増えたといえます。本書を参考に、体にダメージの少ない飲み方のヒントを覚えておいてください。

●仕事の付き合いで酒席を断れない

無理やり飲まされるようなアルハラ（アルコールハラスメント）も問題視され、「飲みニケーション」は以前に比べれば減りました。あまり楽しくないお酒であれば、健康にも悪影響が。なおさら工夫と自己防衛が必要です。

●寝酒が欠かせなくなった

これはあまり軽視しないほうがよさそうです。睡眠の質にも、健康にも大きく影響を及ぼします。４章に詳しく後述しますが、メリットよりもデメリットのほうが大きいので、注意が必要です。

●周囲の酒飲みが死に始めた

親しい人が病気になったり、亡くなったりすれば、お酒の飲み方を変える大きなきっかけになるでしょう。お酒で身を滅ぼさないためにも、今から飲酒習慣を変えておくことをおすすめします。そのために本書の情報と知識を役立ててください。

この本は、健康のために役立つだけでなく、酒飲みの間ではちょっとした酒の肴になるお話も盛り込んであります。楽しく健やかに飲むための一助に、ぜひお役立てください。

1 章

お酒がもたらす「好都合」と「悪影響」の真実

酒飲みにとっては、大手を振ってお酒を飲める「好都合」な話もあれば、「耳の痛い」話もあります。まことしやかにささやかれている眉唾《まゆつば》な説もあれば、世界的な規模で調査された根拠のある説もあるので、一度、しっかりと整理をしておきましょう。

「酒は百薬の長」って本当？

酒飲みの合言葉に「酒は百薬の長」というのがあります。お酒はあらゆる薬にも勝る効果があるという褒め言葉で、もとは漢書『食貨志《しょっかし》』に載っていたそうです。これを日本で定着させたのが、吉田兼好の『徒然草』です。聞いたことがある人も多いでしょう？　お酒にまつわる記述ですが、この言葉には実は続きがありました。

（酒は）**百薬の長とはいへど、よろづの病は酒よりこそ起れ**

つまり、「酒は百薬の長といっても、酒が原因となる病気はたくさんある、万病のもとである」と兼好法師は説いていたのです。この前半だけが切り取られて、まるでことわざのように語られるようになった、というのが真相です。

実際、薬がない時代には、アルコールが薬として使われて重宝されたわけですから、百薬の長というのも間違いではありません。でも、今の時代にはありとあらゆる薬があり、酒に頼らずとも、病気は治せるようになりました。酒好きや酒飲みが「酒を飲んでもいいのだ」という言い訳に都合よく使って、語り継がれてしまったわけです。

『徒然草』ではお酒にまつわる訓戒《くんかい》が他にもあります。

この世にては過ち多く、財を失ひ、病をまうく憂へを忘るといへど、酔ひたる人ぞ、過ぎにし憂さをも思ひ出でて泣くめる後の世は、人の知恵を失ひ、善根を焼く事火の如くして、悪を増し、よろづの戒を破りて、地獄に堕つべし

（この世では飲酒による失敗が多く、財産を失ったり、病気になったりする。酒はつらいことを忘れさせるというが、酔っぱらいというのは昔のつらいことまでも思い出して泣くものらしい。飲酒によって理性を失い、善の心をまるで火のごとく焼いて消滅させ、悪事を増やし、あらゆる戒律を破るのだから、来世では地

獄に堕ちるであろう）
つまり、全体としては、飲酒は「地獄に堕ちる」とまで書いて、その危険性について警告していたのですが、現代人がいいように切り取って「お酒は体によい」というキャッチフレーズにしてしまったわけです。兼好法師もさぞや驚いていることでしょうね。

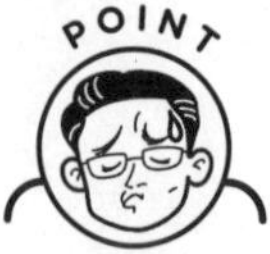

☑本来は「酒は百薬の長だが万病のもと」が正解。現代人、特に酒飲みが都合よく切り取った言葉だった

飲酒がもたらす健康効果はある？

もちろん、飲酒は悪いことばかりではありません。それぞれに条件がありますが、シンプルにメリットだけを列挙するならば、

●食欲を増進させる　●血行を促進する　●ストレスを緩和する
●血圧を下げる　●コレステロールを下げる　●動脈硬化になりづらくさせる
●心不全を起こしづらくする　●腸内環境をよくする　●活性酸素を減らす
●血栓をできづらくする　●ビタミンやミネラルが豊富　●寿命が延びる
●メラニンを抑えて、シミやそばかすをできにくくする
●肌を保湿してハリをもたらす　●肌のターンオーバーを促す
●脳機能改善や認知症予防　●記憶力を改善する　●うつ病の発症率を下げる

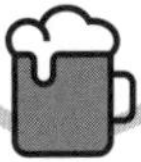

など。それぞれの詳細はのちほど解説しますが、こうして並べてみると、もう「明日からは張り切って毎日飲もう！」と思ってしまうかもしれませんね。

ただし、これらのメリットを享受するには、ある共通の条件があります。もうお気づきだとは思いますが、キーワードは「適量」。つまり、節度ある飲酒ということです。

節度ある適度な飲酒量がどの程度かはデータや論文によっても異なりますし、国によっても異なります。日本では、厚生労働省が国民の健康増進対策として展開している「健康日本21」が基準になっているようです。ここでは、

1日当たりの純アルコール摂取量　20g程度

を適量としています。生活習慣病のリスクを考えると、「男性は40g以下、女性は20g以下に抑える」と推奨されていますが、性別や体重、年齢やアルコールの分解能力によって異なるため、総じて「1日20g程度」が適量の定義のようです。

純アルコールといわれてもわかりにくいですね。純アルコール20g換算でいえば、次の通りです。

・ビール　ロング缶（500㎖）1本
・日本酒　1合（180㎖）
・焼酎　グラス1／2杯（100㎖）
・ワイン　グラス2杯弱（200㎖）
・ウイスキー　ダブル1杯（60㎖）
・缶チューハイ　（350㎖）1本

これが適量と聞いて「意外と少ない……」「ぜんぜん足りない！」と思う方は、お酒の健康効果のメリットが得られない可能性が高い、と思ってください。

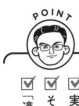

POINT

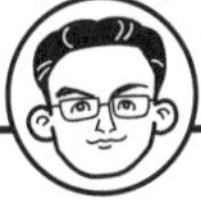

- 実はお酒には健康によいとされるメリットもたくさんある
- そのメリットを得るために守らなければいけないのは「適量」
- 「適量」とは、1日当たりの純アルコール摂取量20g程度を指す

酒飲みは早死にする？

ここ5年で、お酒にまつわる議論は、酒飲みにとってあまり朗報といえない方向に向かってきました。

実は、約30年前は、少量の飲酒はむしろ健康へのリスクが低く、グラフで表すといわゆる「Jカーブ」になるという論文が多かったのです。

例えば、左のグラフは1996年の論文で[*1]、飲酒量と死亡リスクの関係を調べたものです。男性の場合、1日40g以下のアルコール摂取であれば、非飲酒者よりも病気による死亡リスクが低い、あるいは同等というデータです。グラフの線が「J」に似ていることから、Jカーブと呼ばれてきました。

この論文以外にも、アメリカでは「週7杯以下の飲酒であれば、飲まない人に

アルコール消費量と死亡リスクの関係　*1

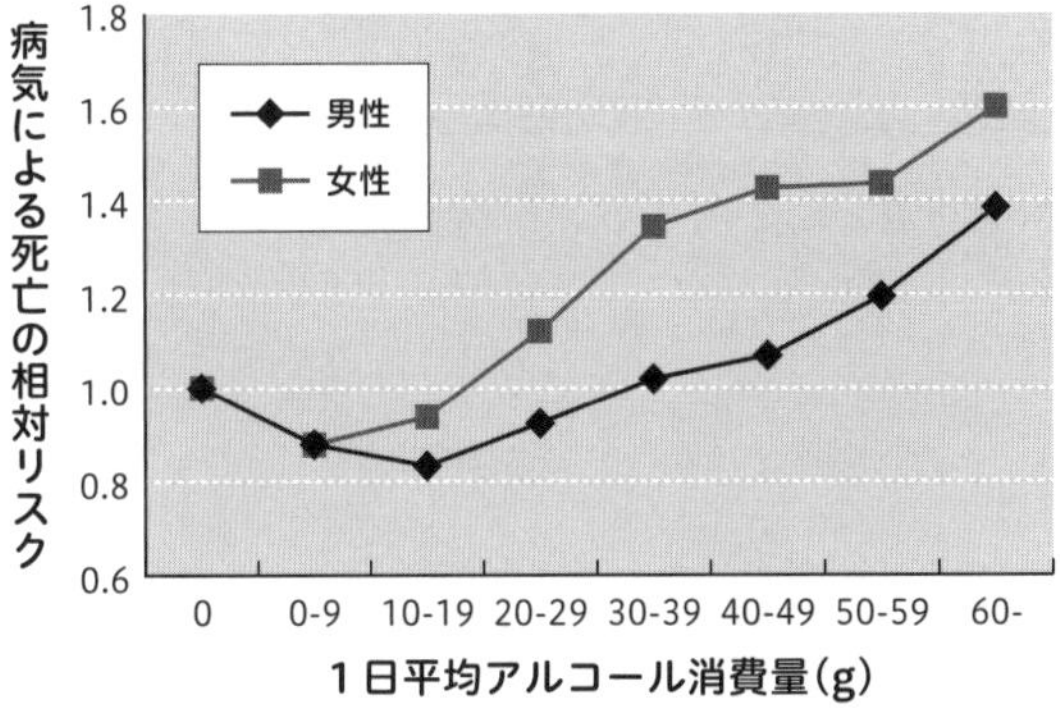

比べて心不全を起こすリスクが14％減少する」[*2]というものや、イギリスでは「1日1～2杯の飲酒者のほうが、非飲酒者よりも心筋梗塞などで死亡する率が25％少ない」[*3]というものもあり、世界的には「適量の飲酒は健康にいい」という論調だったのです。

　ところが、2018年に「飲酒量はゼロがいい」[*4]という論文が発表されたのです。これは、「ランセット」という世界的に権威のある医学雑誌で発表された論文で、飲酒量とアルコール関連の死亡のリスクを調べたもの。世界195か国で1990～2016年に調査された、大規

「飲酒量がゼロ」が最もリスクが低い　＊4

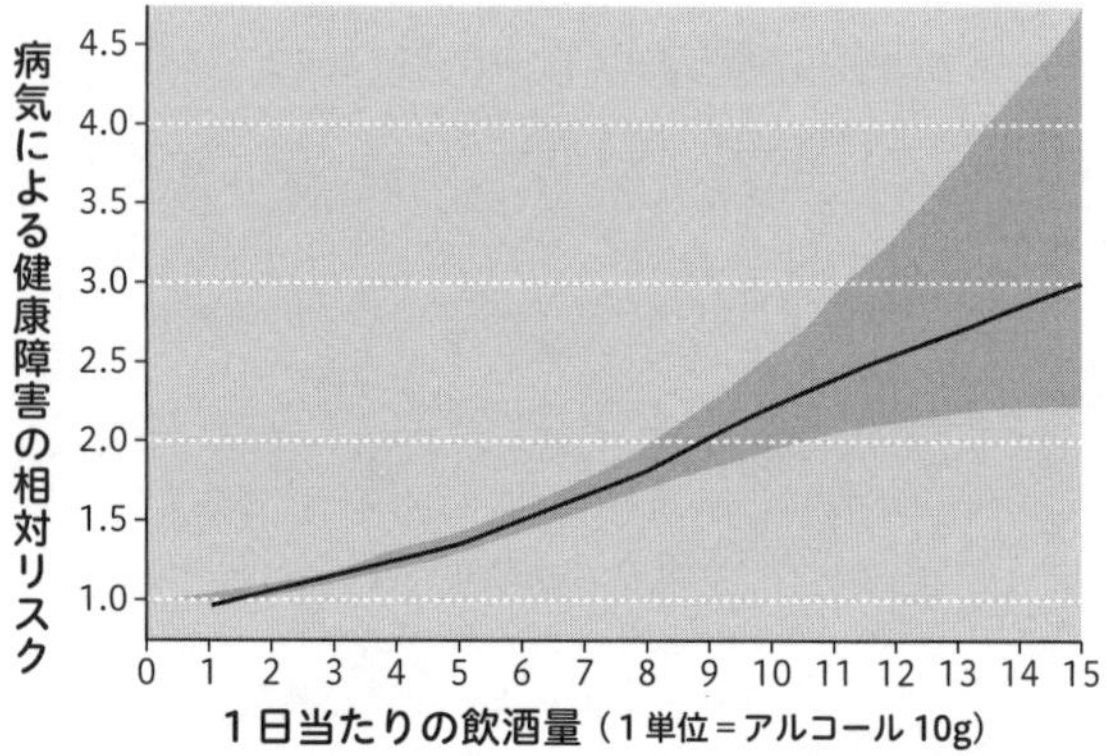

模かつ長期間の研究であるため、全世界に衝撃が走ったともいわれています。飲酒量に比例して直線的にリスクが上がっていくので、「Nカーブ」と呼ばれています（上のグラフ）。

この論文では、動脈硬化やがん、結核など、アルコールに関連する病気による死亡リスクを総合的に評価しているため、リスクが最も小さいのは「飲酒量がゼロ」であると断言しました。

つまり、酒は百害あって一利なし、を証明したわけです。

一方、２０２２年に発表された「適度の飲酒の寿命に対する効果」という論文＊5

は、台湾の成人約43万人を対象にしたコホート研究（長期間追跡して調べるもの）でした。これによると、非飲酒者・適度な飲酒者（1日1杯以下）・通常の飲酒者（1日1杯以上）の寿命を比べたときに、非飲酒者に比べると、適度な飲酒者の寿命は0・94年長いことがわかったのです。

重要なのは、1日1杯以下であっても、お酒を飲んだことによって寿命が延びたという点です。逆に、それ以上飲んでいる通常の飲酒者の寿命は6・86年短くなったという点も軽視できません。少量の飲酒は寿命を延ばし、飲みすぎると寿命が縮まるということです。

酒飲みにとってはうれしいデータが出たあと、2023年に発表された論文は再び、厳しい内容でした。

「JAMA」という米国医師会の医学雑誌で発表された論文は、「飲めば飲むほど死亡率は上がる」[*6]という内容です。「適量の飲酒は健康にいい（死亡リスクを下げる）」という考えを完全に覆すものだったです。さらに男性は1日当たり45g以上、女性では25g以上を習慣的に飲酒すると、死亡リスクが大幅に上がるという結果でした。

　このデータは、過去の107本の論文をもう1回解析し直すという手法で行われましたが、そもそも飲酒関連のデータでは「非飲酒者の死亡リスクが高く、適量飲酒者のリスクが統計的に低く出る傾向」があり、そのバイアスを除外して検証したとされています。

　飲酒はゼロがいい、飲めば飲むほど悪影響となると、酒飲みにとっては耳の痛い話です。現状としては、世界的に酒飲みに風当たりが強くなっているといえるでしょう。飲酒に起因する病気が増加したことや、アルコール依存症への懸念も考えると、向かい風であることは確かです。

　ただし、医学的な論文というのは発表されて数年たつと、過去の論文を否定する論文が必ず出るものです。例えば、「糖質を制限すると体によい」という論文が出ると、数年後には「糖質は制限しすぎると心臓によくない」という論文が出たりします。さらには「糖質制限で低血糖にならないためには適度な糖質をとりましょう」という論文が出たりもします。だいたい、研究者は過去を否定したがるものです。その繰り返しというわけですね。
適量の飲酒に関しても、正直なところ、最終結論はまだ出ていないというのが現状です。要するに、健康情報はどんどん変わっていくのが世の常ということなのです。

POINT

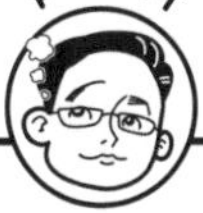

- ☑ 世界の潮流は「少量でも飲酒はよくない」というもの
- ☑ ただし寿命に関しては反論もあり。結論は出ていないのが現状

酒は百害あって一利なし？

飲酒に関してはいろいろな論文もあれば、意見もさまざまです。おそらく、百害があるのは、飲酒というよりは、「過剰飲酒」「多量飲酒」です。飲みすぎることが明らかに心身に害をもたらすと考えたほうがいいでしょう。

お酒の飲みすぎが体のどこに害をもたらすかというと、残念ながら、あまねく全身です。左ページの図を見てください。特に大きなダメージを及ぼすのは「脳」「肝臓」「膵臓」です。

多量の飲酒は脳を萎縮させ、記憶障害や思考能力の低下、認知症などを招きます。アルコールは体にとっては有害な物質なので、これを代謝して解毒する部位の肝臓には相当の負担がかかります。膵臓はアルコールで炎症を起こすと、元の

過剰飲酒による精神・体への主な影響

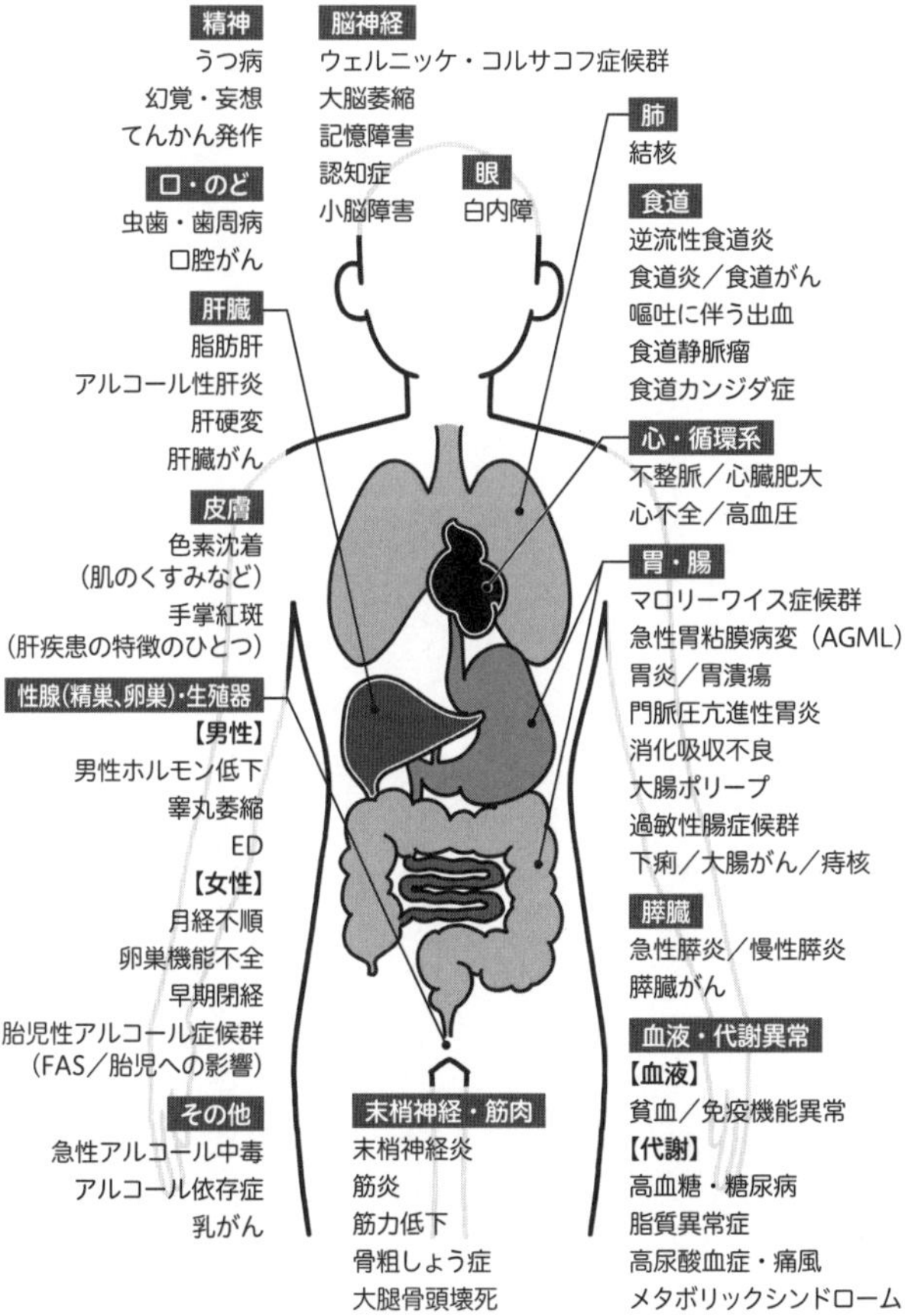
精神
うつ病
幻覚・妄想
てんかん発作
口・のど
虫歯・歯周病
口腔がん
肝臓
脂肪肝
アルコール性肝炎
肝硬変
肝臓がん
皮膚
色素沈着
（肌のくすみなど）
手掌紅斑
（肝疾患の特徴のひとつ）
性腺（精巣、卵巣）・生殖器
【男性】
男性ホルモン低下
睾丸萎縮
ED
【女性】
月経不順
卵巣機能不全
早期閉経
胎児性アルコール症候群
（FAS／胎児への影響）
その他
急性アルコール中毒
アルコール依存症
乳がん
脳神経
ウェルニッケ・コルサコフ症候群
大脳萎縮
記憶障害
認知症
小脳障害
眼
白内障
末梢神経・筋肉
末梢神経炎
筋炎
筋力低下
骨粗しょう症
大腿骨頭壊死
肺
結核
食道
逆流性食道炎
食道炎／食道がん
嘔吐に伴う出血
食道静脈瘤
食道カンジダ症
心・循環系
不整脈／心臓肥大
心不全／高血圧
胃・腸
マロリーワイス症候群
急性胃粘膜病変（AGML）
胃炎／胃潰瘍
門脈圧亢進性胃炎
消化吸収不良
大腸ポリープ
過敏性腸症候群
下痢／大腸がん／痔核
膵臓
急性膵炎／慢性膵炎
膵臓がん
血液・代謝異常
【血液】
貧血／免疫機能異常
【代謝】
高血糖・糖尿病
脂質異常症
高尿酸血症・痛風
メタボリックシンドローム

状態に戻りにくく、治療も難しいといわれています。

どんな病気も怖いものですが、アルコールがあらゆる部位のがんの要因になるという点は覚えておいてほしいものです。自制できず、お酒を飲みすぎたがために、「生活や人生の質を落とす」「健康な体に戻れなくなる」「命を落とす」リスクが高くなることがあるのです。

そして、悪影響が多岐にわたると頭ではわかっていても、「大量でなければ大丈夫」「自分だけは大丈夫」と思わせてしまう、それがお酒の厄介なところです。

では、お酒には本当に一利もないのでしょうか。

十数年前ではありますが、世界の5大長寿地域、要は100歳以上の人が多い地域を調査した研究がありました。イタリアのサルディーニャ島、日本の沖縄県、アメリカのカリフォルニア州ロマリンダ、コスタリカのニコジャ半島、そしてギリシャのイカリア島。この5つの地域は「ブルーゾーン」と定義され、共通する長寿の秘訣をまとめた本も出版されました。

長寿の秘訣には9つのルールがあり、その中に「お酒をよく飲む」というのがありました。もちろん節度ある適量の飲酒であることは間違いないのですが、その前段階には「人とコミュニケーションをよくとる」ことが必須だというのです。お酒をよく飲むのは、宴会的なコミュニケーションをよく行うから。長生きする人は、人とのつながりを大切にしていて、その手段としてお酒を有効に使っているという話でした。

これは、利のひとつに数えてもよいと考えています。

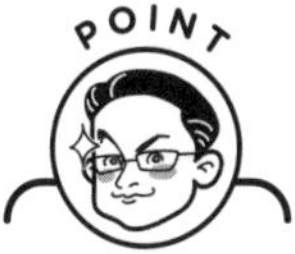

☑ 飲みすぎには百害ありと心得るべし

☑ 飲酒自体にまったく利がないわけではない

飲酒しないほうがいい持病もある

病気ならお酒は飲まないほうがいい。当たり前の話ではありますが、病気になるといろいろな制限があり、我慢しているとストレスもたまります。ストレスフルな状態は病気が治癒しにくくなるともいえます。長期にわたって大量に飲むことはご法度《はっと》ですが、ある程度のルール内であれば、適量の飲酒は許されてもいいのではないかと考えています。

ただし、がんの患者さんは飲酒の悪影響も大きく、治療に支障を来すので避けてください。生活習慣病、特にメタボリックシンドロームと診断されている人は、生活の根本を改善しなければいけないので、飲酒は避けたいところです。

また、うつ病と診断された人の中にはお酒に走ってしまう人も少なくありません。アルコール依存症になる人も多く、逆にアルコール依存症の人にうつ傾向が見られることも。入口はどっちであれ、うつとアルコール依存症は重なりやすいので注意が必要です。お酒と自殺の関連も少なからずあるようなので、ここはきっちり禁酒・断酒が必要です。

病気と診断されてはいないが、健康診断の数値がひっかかる人が最も悩ましいところです。これは3章で詳しく解説していきます。

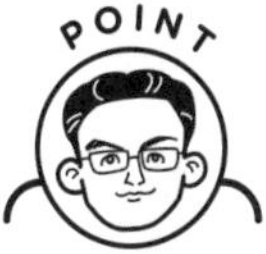

☑ 飲酒を避けるべき人もいる。がん、生活習慣病、メタボ、うつ病、アルコール依存症の人には禁酒をすすめる

ビールが健康にいいって本当？

みんなが大好きなビールですが、尿酸値が高めの人は泣く泣く量を控えたり、プリン体オフの発泡酒などを選んでいるのではないでしょうか。

そもそもプリン体とは、細胞の増殖を助ける物質で、食べ物から取り込まれるだけでなく体内でも生成されています。これが肝臓で分解されて、尿酸となります。プリン体が多すぎるとダイレクトに尿酸値が上がるため、プリン体を多く含むビールが目の敵《かたき》にされているのです。

ただし、体内にプリン体がたまっていなければ、ビール自体がそこまで悪さをするものではありません。アルコール自体に尿酸値を上げる作用があるので、尿酸値を気にしてビール以外のお酒を飲んだとしても、結果的に尿酸値は上がるという皮肉があるのです。マイナス面があっても、それをしのぐだけのプラス面もあります。ビールに含まれる成分を見ていきましょう。

●βグルカン　ビールの原料である大麦に含まれる水溶性食物繊維の一種で、悪玉コレステロール（LDL）を低下させ、総コレステロール値を下げたり、内臓脂肪を減らしてくれます。また、腸内細菌のエサになって、善玉菌を増やしてくれることから、腸内細菌叢《そう》をよくする効果があります。

●ビタミンB群　新陳代謝を活発にして、疲労を回復する効果があります。

●ビール酵母　ビールの発酵過程で生まれる酵母には、腸内細菌のバランスを整える整腸効果があります。

●フィストロゲン　香りと苦みをもたらす原料のホップに含まれている物質で、女性ホルモンに似た作用があります。骨粗しょう症や更年期障害の予防、アンチエイジングにも効果が期待できます。

●ポリフェノール　体内の活性酸素を減らす抗酸化作用の強い物質です。麦芽由来のフェルラ酸やバニリン酸の他、ホップ由来のイソα酸などがあります。特に、イソα酸には、認知機能を改善する効果があり、アルツハイマー型認知症の進行を抑制する作用が期待できることもわかりました。認知症の原因とされる、脳に蓄積されたアミロイドβというたんぱく質の凝集を阻害する可能性があるそうです。

ビールの健康成分には、腸と脳にうれしい効果が多いようです。そもそも脳と腸には「脳腸相関」といわれる密接な関係があります。「過敏性腸症候群」のように、ストレスで脳が不調であれば腸に支障を来すことがあり、悪循環を起こします。逆に、腸内環境を改善すれば、脳にもいい影響をもたらします。脳腸相関をいい方向にシフトさせるのに、ビールは一役買ってくれそうです。

☑ **プリン体が多く、悪者扱いされがちなビールだが、脳腸相関を円滑にしてくれるという「腸と脳にうれしい効果」がある**

ビールを飲むなら、選ぶべき種類は？

もう少しビールの話をしましょう。ポルトガルのノバ医科大学の研究[*7]で、4週間ラガービールを飲んだグループとノンアルコールのラガービールを飲んだグループで腸内細菌叢を比べた実験がありました。さて、どちらがよい結果になったでしょうか？

実は、どちらも飲む前より腸内細菌の多様性が見られ、腸内環境がよくなったのです。つまりアルコールに関係なく、ラガービール（低温で発酵する下面発酵タイプ）に含まれるポリフェノールや酵母が腸内環境の改善に役立ったということです。

また、ビールの原料であるホップについても研究が進んでいます。イタリアの

にくくする）が高いのはテットナングホップだったと発表しました。

これらを踏まえて、おすすめしたいのは、次の2種類のビールです。

ミラノビコッカ大学などの研究[*8]では、ホップの主な4種類（カスケード・ザーツ・テットナング・サミット）の中でも、特に抗酸化作用と抗凝固作用（血液を固まり

●**上面発酵タイプ**　常温もしくは高温で発酵させてつくる、いわゆるエールビールと呼ばれるもの。その中でも特にホップを大量に使っているのが**「IPA（インディア・ペールエール）」**です。アルコール度数は高めですが、ホップに含まれる成分を最大限に生かすなら、IPAの文字を探してみてください。

●**下面発酵タイプ**　10℃以下の低温で時間をかけて発酵させる、いわゆる**ラガービール**と呼ばれるものです。ピルスナー、メルツェンなど種類がありますが、日本の大手メーカーのラガービールはピルスナーが多いようです。

ホップの違いや製法の違いなど、ややマニアックになりますが、「IPAからラガービール」と覚えておきましょう。

また、ビール酵母に着目するならば、**生ビール**のほうがよいでしょう。ここで

いう「生ビール」とは居酒屋などで出てくるものを指すのではありません。ビールは熟成後の工程で酵母の働きを止めるために熱処理をするものと、しないものがあります。非加熱処理のほうが生ビールです。日本で売られている缶ビールのほとんどが生ビールあるいはドラフトビールと呼ばれています。熱処理ではなく、ろ過で酵母を取り除いているのです。

熱処理をするのは、酵母が残っていて過発酵してしまい、品質や風味が変わるのを防ぐためです。酵母そのものの風味を楽しみたいということであれば、地ビールやクラフトビールで**「非加熱・無ろ過」**を探してみましょう。冷蔵保存がマストで、賞味期限は短いのですが、腸内環境の改善にはきっと役立つはずです。

- ☑ ホップの効能を味わうなら「IPA」を
- ☑ 酵母の効果を得たいなら「ラガー・生・無ろ過」を

赤ワインはアンチエイジングにいい？

ワインに関する研究は海外でも盛んに行われてきました。なんといっても、赤ワインのポリフェノールが有名です。ぶどうの果皮や種に含まれているタンニン、アントシアニン、プロアントシアニン、レスベラトロール、ケルセチン、カテキンなど、抗酸化作用の強いポリフェノール類が多種多彩に入っています。

血圧や血糖の上昇を防いだり、コレステロールを減らす作用があるため、動脈硬化や糖尿病の予防、心機能や肝機能の保護などにも効果的です。その他にも、殺菌効果、視力低下や眼精疲労の改善、免疫細胞の活性化と、メリットは数えきれません。

さらには、脳の機能改善ということで認知症予防や、アルツハイマー型認知症の発症リスクを低下させたという研究報告もあります。

特に、赤ワインに多いレスベラトロールは、長寿遺伝子と呼ばれる「SIRT1（サーチュインワン）」を活性化する、つまり長生きに貢献しているという研究もあります。

これらの研究の発端には、「フレンチパラドックス」という説が存在しています。

これは、

「フランスの人は、ヨーロッパの他の国と比べると、喫煙率も高く、乳脂肪や動物性脂肪の摂取量が多いのに、動脈硬化になる人が少なく、心臓疾患による死亡率も低い」

というものです。フランスの料理を想像すれば、確かにバターやチーズ、肉にフォアグラと高脂肪で、いつ血管が詰まってもおかしくなさそうですよね。それでもフランスの人に動脈硬化や心臓疾患が少ないのは、赤ワインをよく飲んでいるからではないか、赤ワインに何か秘密があるのではないか、というところから始まっているそうです。

レスベラトロールの抗酸化作用が喫煙や高脂肪食の悪影響を減らし、さらにはSIRT1を活性化することで細胞を保護し、あらゆる病気の予防につながっていると考えられているのです。

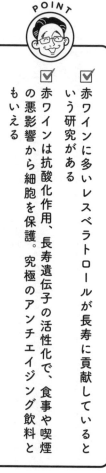

- ☑ 赤ワインに多いレスベラトロールが長寿に貢献しているという研究がある
- ☑ 赤ワインは抗酸化作用、長寿遺伝子の活性化で、食事や喫煙の悪影響から細胞を保護。究極のアンチエイジング飲料ともいえる

白ワインにも健康効果はあるの？

赤ワインだけがすごいのかというと、実は白ワインだって負けていません。

2015年にイスラエルのベングリオン大学などの研究グループが224人を対象に、2年間追跡調査したというレポート[*9]があります。毎日の夕食で、ミネラルウォーターを飲むグループ、赤ワインを150㎖飲むグループ、白ワインを150㎖飲むグループに分けて、さまざまな数値を測ったそうです。

ミネラルウォーター群と比べてみると、赤ワイングループでは善玉コレステロール（HDL）が増え、中性脂肪が減りました。そして、白ワイングループでは中性脂肪が減り、血糖値が下がりました。ポリフェノールが少ないといわれる白ワインでも、しっかりと健康効果があることを証明したわけです。

フランスでは「ワインでうつ病発症のリスクが減った[*10]」という研究もありました。2013年のデータですが、5505人を対象に7年間の追跡調査を行っています。ワインを週に2〜7杯飲んでいた人は、飲んでいない人に比べて、うつ病の発症率が32%低かったというもの。

地中海沿岸の人の食生活が健康にいいという「地中海食」が一時、世界的に流行しました。野菜や果物、魚や豆のたんぱく質、たっぷりのオリーブオイルと適量のワインが体にいいとされたこともあり、ワインの健康効果も多岐にわたって検証されてきました。ただし、やはりどの研究も1日1〜2杯の「適量の飲酒」であることは間違いありません。いくら体によいといっても、過ぎたるは及ばざるがごとし、というわけです。

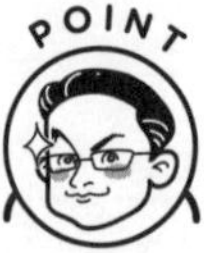

☑ **生活習慣病予防に効果的。うつ病リスクを減らす可能性も**

日本酒で生活習慣病を予防できる？

各地の蔵元が頑張っている日本酒も、実は健康効果が高いことで有名です。これは酒類の中でもアミノ酸がダントツに多く含まれているからです。

アミノ酸は大きく分けて3つ。まず、人間の体内でつくることができず、食事から摂取が必要なのが「必須アミノ酸」です。**「バリン・ロイシン・イソロイシン・メチオニン・リジン・フェニルアラニン・トリプトファン・スレオニン・ヒスチジン」**の9種類。そして体内で合成されるのが「非必須アミノ酸」で、**「アルギニン・グリシン・アラニン・セリン・チロシン・システイン・アスパラギン・アスパラギン酸・グルタミン・グルタミン酸・プロリン」**の11種類。

さらに、体内でたんぱく質の合成にはかかわらないものの、自然界には数百種類ものアミノ酸が存在し、人間の体によい効果をもたらすものもあります。**「γ《ガンマ》ーアミノ酪酸《らくさん》（GABA）・オルニチン・シトルリン・テアニン」**などです。

なぜこんなにアミノ酸を羅列したかというと、実は日本酒には約20種類が含まれているともいわれているからです。もちろん銘柄によっても異なりますが、特に必須アミノ酸の含有量はすべからく多く、ラベルに「アミノ酸度」が表記されている日本酒もあります。

アミノ酸の効果は多岐にわたりますが、なんといっても疲労回復。筋肉や肝機能、免疫機能の改善や強化を担ってくれます。

アミノ酸が多く、バランスよく含まれている日本酒ですが、さらにその延長線上にうれしい効果があります。２種類以上のアミノ酸が結合すると「ペプチド」という成分になります。特に、日本酒に含まれているペプチドには、さまざまな効果があることがわかりました。

●血圧上昇を抑制する　体内には、血圧を上げる「ＡＣＥ（アンジオテンシン変換酵素）」があります。ペプチドはこのＡＣＥの働きを抑制する作用があり、高血圧予防に効果を発揮するそうです。

●学習・記憶力の改善、認知症予防　「プロリン特異性酵素」と呼ばれるペプチドは、脳の神経伝達物質を調整して、学習・記憶力を改善するそうです。健忘症や認知症の予防に役立つともいわれています。

●動脈硬化や心筋梗塞の予防　グルタミン酸、システイン、グリシンが結合した「トリペプチド（グルタチオン）」には抗酸化作用があります。血管に蓄積した悪玉コレステロールを除去して、動脈硬化の悪化を防ぎ、狭心症や心筋梗塞などの虚血性心疾患を予防する効果があります。

アミノ酸だけでも効果が豊富なうえに、さらにタッグを組んでペプチドになると、生活習慣病予防や老化防止にもつながるというわけです。

また、日本酒に多く含まれる「αＧＧ（アルファグルコシルグリセロール）」は、体内のペプチド「インスリン様成長因子１（ＩＧＦ－１）」を刺激して、さまざまな効果をもたらします。血管拡張、糖代謝の改善、神経細胞やＮＫ（ナチュラルキラー）細胞の活性化、コラーゲンの増加など、健康と美容そしてアンチエイジングにおおいに貢献してくれるのです。

ひとくちに日本酒といえど、種類は豊富です。アミノ酸やペプチドの効能をがっちり享受するためには、どれを選べばいいでしょうか。

日本酒は大きく分けて、2種類。米と水と麹だけでつくられる「純米酒」と、醸造用アルコールを添加した「本醸造酒」があります。アミノ酸が豊富なのは純米酒。大吟醸でも吟醸でも、純米酒を選ぶとよいでしょう。

- ☑ 日本酒に多く含まれるαGGは、体内のペプチドを刺激して酒飲みが気にする数値を改善
- ☑ 生活習慣病予防&アンチエイジングに純米酒を

美肌・美白など、日本酒にはうれしい美容効果も

日本酒には美容効果の高い成分が多いといわれています。日本酒や酒粕《さけかす》由来の化粧品がたくさんあるように、飲むだけでなく塗ることでも日本酒の効能は注目されています。日本酒に含まれる美容成分を紹介しておきましょう。

●**フェルラ酸**　活性酸素を除去してくれるポリフェノールです。アミノ酸のシステイン同様、メラニン色素の産生を抑制するため、シミやそばかすの予防や美白に役立つといわれています。

●**フルーツ酸（ＡＨＡ）**　αヒドロキシ酸の略称で、角質の正常化、肌のターンオーバーを促す成分で、肌のざらつきをとってくれます。

●**ＮＭＦ（天然保湿因子）**　アミノ酸で構成されるＮＭＦは日本酒に豊富に含まれ

ています。肌に潤いやツヤをもたらします。

●**α-EG（アルファエチルグルコシド）** 日本酒のうまみ成分のひとつですが、肌の保湿、肌荒れの改善、美白などの効果が期待できるそうです。肌にハリやツヤをもたらすコラーゲンを増やし、密度を高めるという研究もありました。

この他にも、酒粕に含まれる**「遊離リノール酸」**や米麹に含まれる**「コウジ酸」**には美白効果が、**「αGG」**には肌のリフトアップ効果が期待できるとか。

また、**「アデノシン」**という核酸には、血管の収縮を抑制して、血行を促進する作用があります。血行が悪いことで起こる冷えやむくみ、肩こりなどを軽減してくれます。美容というよりは、体質改善に近いケアにも役立つというわけです。

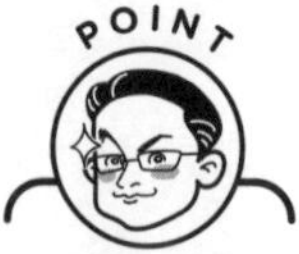

☑ **お酒で美容効果を求めるなら日本酒を**

☑ **冷えやむくみに悩む人にも日本酒はおすすめ**

「やせたいなら焼酎」というけれど……

酒飲みに限って「焼酎なら大丈夫」と声高に話す場面に遭遇したことはありませんか？　何がそういわせるのかというと、「糖質」や「カロリー」を気にせずに飲めるという思い込みがあるからです。

日本酒やワインなどのいわゆる醸造酒は、糖質が多く、カロリーも高い。それに比べて、焼酎やウイスキーなどの蒸留酒は糖質もカロリーも低い。酒飲みのよりどころが焼酎になっているような空気がありますよね。

確かに、焼酎にはほとんど糖質が入っていません。度数が高く、割って飲むことが多いので、カロリーも相対的には低めで、ダイエット向きといってもいいでしょう。ただ、赤ワインも意外と糖質は少なめですし、どのお酒も大量に飲めば

アルコールのカロリーと糖質　＊11

酒の種類	100mlあたりの糖質（g）	カロリー（kcal）
ビール	3.1	40
赤ワイン	1.5	73
白ワイン	2.0	73
日本酒（純米酒）	3.6	103
日本酒（本醸造酒）	4.5	107
焼酎（甲類）	0	206
焼酎（乙類）	0	146
ウイスキー	0	237
ブランデー	0	237
ジン	0.1	284
ウォッカ	微量	240
ラム	0.1	240

問題ですが、実際には糖質やカロリーにさほど差はありません。差がつくのはお酒というよりも食べ物です。例えば、おにぎり1個で糖質は40～50g、カロリーは約180kcaℓ(具材にもよる)。血糖値やダイエットを気にするならば、お酒の種類よりもまずは食べ物を見直すべきなのです。

さて、焼酎には3つの種類があります。いわゆるホワイトリカーと呼ばれる「甲類焼酎」、昔ながらのアナログな単式蒸留方法でつくられた本格焼酎と呼ばれる「乙類焼酎」、このふたつをブレンドした「甲乙混和焼酎」です。

次ページで紹介する焼酎の健康効果は、主に乙類焼酎の話です。乙類焼酎の主な原料はさつまいも、麦、米、そばなど穀類か芋類。この他、黒糖、栗、しそ、にんじん、かぼちゃ、じゃがいも、ごま、トマト、牛乳などを原料につくられた焼酎もあります。泡盛は主に沖縄でつくられている焼酎で、タイ米を原料に黒麹を使っています。好みのものを探してみるとよいでしょう。

ちなみに、市販の缶チューハイやサワーの多くは、スピリッツ（ウイスキー・ブランデー・焼酎を除く、エキス分2％未満の蒸留酒）やウォッカ、醸造用アルコールを使っています。チューハイやサワーといえば焼酎と思いがちですが、別のお酒が入っている製品が多いのです。

☑ダイエット向きではあるが、それ以上の健康効果がのぞめるのが焼酎

焼酎は香りを嗅ぐだけでも血栓予防に？

では、乙類焼酎（以下、焼酎）の効能についてお話ししましょう。

●血栓を溶かして血液をさらさらにする

脂質や糖質のとりすぎで、血液中の悪玉コレステロール（LDL）や中性脂肪が増えると、血液はドロドロになります。これが血管の中を傷つけたり、固まってできるのが血栓です。血管を詰まらせ、心筋梗塞や脳梗塞などを起こすリスクが高くなってしまいます。酒飲みにはこれらの数値がよくないという人も多いでしょう。

焼酎には、この血栓を溶かす働きのある線溶酵素「ウロキナーゼ」や「t-PA（組織プラスミノーゲン活性化因子）」の分泌や活性を促す効果があるそうです。

アルコールのウロキナーゼ酵素活性 ＊12

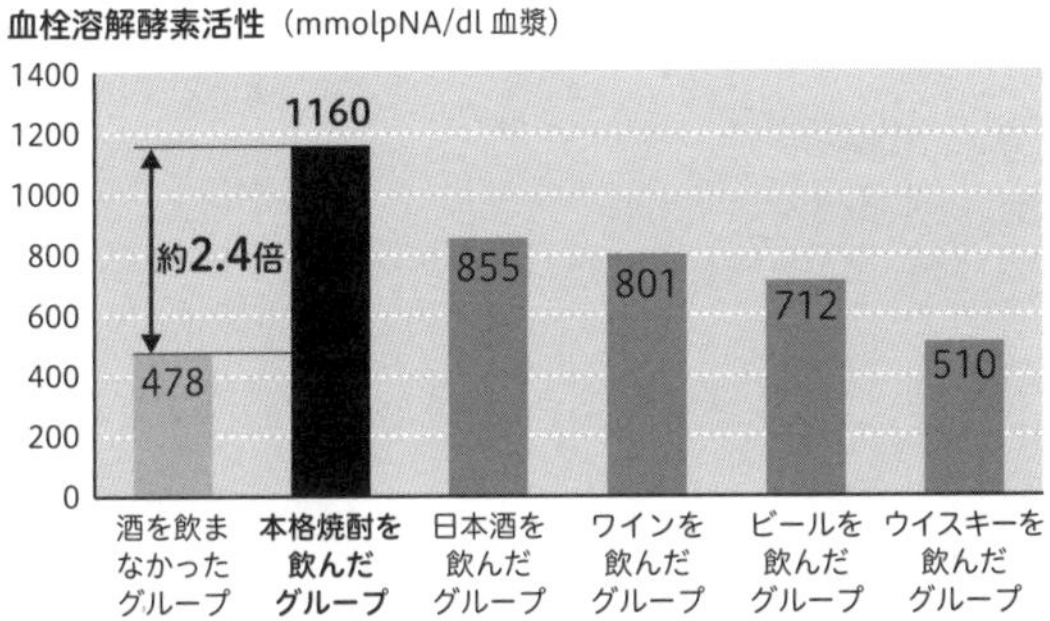

各グループ年齢は20〜48歳、1人当たりアルコールとして30〜60mℓの酒量を10分間で飲み、1時間後に測定。

上のグラフは２００３年の実験[＊12]で、各種のお酒を飲んだあとに血液中のウロキナーゼの酵素活性を調べたもの。焼酎を飲んだグループがかなり高いことがわかります。ワインの１・５倍、ウイスキーの２・３倍、お酒を飲まなかった人の２・４倍も高くなっていますね。

その後、同様の実験で、ｔ－ＰＡの活性も焼酎や泡盛を飲んだあとに高くなることがわかりました。

●香りを嗅ぐだけでも効果あり

実は焼酎は飲むだけでなく、香りを嗅ぐだけでもｔ－ＰＡの活性が高まることもわかったそうです[＊13]。独特の香りが強い芋焼酎や泡盛の香気は、血栓を溶解する機能性成分といってもいいでしょう。

血栓を溶かすということは、動脈硬化や心筋梗塞、脳梗塞の予防もできるということになりますね。本書の読者には香りだけで満足する人は少ないかもしれませんが、それだけの効果があるということです。

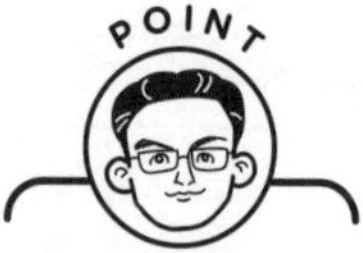

- ☑ 飲むだけでなく、香りを嗅ぐことでも血栓を溶かす効果が期待できる
- ☑ 血液ドロドロが気になる人は焼酎を

ストレスフルな人は熟成年数の長いウイスキーを

大人のお酒というイメージが強いウイスキー。ウイスキーには独特な香りがありますよね。この香りがストレスを抑制するという研究があります。

ストレスにさらされると、脳の下垂体からACTH（副腎皮質刺激ホルモン）が分泌されます。その指令が副腎に伝わり、抗ストレスホルモンであるコルチゾールが分泌されます。コルチゾール自体は体の機能を保つために必要なホルモンですが、過度のストレスがかかると、副腎が疲弊してしまい、適切な分泌が行われなくなります。ウイスキーの香気成分を嗅ぐと、このおおもとのACTHの上昇が抑制されるといいます。つまり、ストレス緩和に役立つのです。

また、ウイスキーの香りには自律神経を整えてリラックスさせる効果もあります。体を緊張状態にする交感神経の活動を抑えて、リラックスさせる副交感神経の活動を高めてくれるといいます。

では、どんなウイスキーがいいのでしょうか。熟成年数の異なるウイスキーの香気成分で、その効果を比べたデータ[*14]があります。これは、脳内の抑制系神経伝達物質（GABA）の受容体の活性化を比較したもので、樽熟成8・5年モノと30年モノでは、30年モノのほうが活性が強かったそうです。

樽で熟成したウイスキーで、熟成年数が長ければ長いほど、ストレス緩和作用が高いということです。熟成したウイスキーは値段も高くなりますが、ゆっくり少量を味わうことで、より効果的にリラックスタイムを味わえるのです。

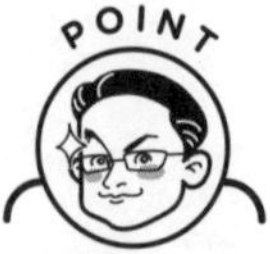

☑ウイスキーの香りには鎮静・ストレス緩和作用あり。樽で長期熟成したウイスキーがおすすめ

ウイスキーで美白できるって本当⁉

もうひとつ、ウイスキーにはうれしい効能があります。ウイスキー独特のポリフェノール「リオニレシノール」をご存知でしょうか。これはウイスキーを熟成させる樽から出てくる、いわば「樽ポリフェノール」です。

リオニレシノールはリグナンという植物ポリフェノールの一種で、梅の果実にも多く含まれています。この成分が、ウイスキーを熟成するときに使われるオーク材（ナラの木）から染み出ているといいます。

樽ポリフェノールとしては、この他にも「エラグ酸」「ガリック酸」などのタンニン類があります。人間にとってうれしい機能性成分が、年月をかけて樽の樹皮からウイスキーに凝縮されているというわけです。

ポリフェノールの主な効果は、いわずもがな、抗酸化作用です。アンチエイジングに効果的ですが、特にエラグ酸は化粧品にも使われているポリフェノールとして有名です。メラニンを生成する「チロシナーゼ」という酵素の活性を阻害する働きが強いとされています。

つまり、メラニンを抑制して、シミやそばかす、日焼けによるダメージを防いでくれるのです。

POINT

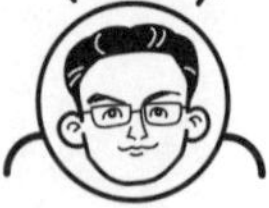

☑合言葉は「樽ポリフェノール」。熟成したウイスキーには美白効果が期待できる

缶チューハイやサワーは要注意！

ここまでさまざまな種類のお酒の効能について紹介してきましたが、あまりおすすめできないお酒にもふれておきましょう。最も手軽で安価、コンビニでも買える庶民のお酒、「缶チューハイ・サワー」です。

何が問題かというと、糖類です。甘くて飲みやすい製品が多いのですが、缶1本に20〜40gの糖類が添加されているそうです。もちろん糖類ゼロや糖質ゼロなどの製品もありますから、一概にはいえませんが、ちょっと想像してみてください。

角砂糖が1個4gの糖類だとすると、缶チューハイ1本に約10個の角砂糖が入っている計算になるわけです。どんなに糖類をとらないよう、ジュースや清涼飲料水を避けていたとしても、缶チューハイ1本で努力も水の泡……というわけです。

糖類ゼロといっても、人工甘味料が使われているものも多いです。飲料によく使われているのは、「アスパルテーム」「アセスルファムK」「スクラロース」「サッカリン」あたりでしょうか。ただし、「砂糖が入っていなければカロリーも低いし、血糖値にも影響はないだろう」と思っている方、大間違いです。

人工甘味料は砂糖に比べれば糖質もカロリーも抑えられ、虫歯にもなりにくく、少量でも甘みをもたらしてくれるので、飲料や菓子などの食品に多く使われています。ただし、あまりいい話は聞きません。そして人工甘味料がたくさん使われるようになって、長期間摂取した場合の影響も少しずつわかってきました。

2023年、WHOの専門機関であるIARC（国際がん研究機関）は人工甘味料のアスパルテームについて「発がん性の可能性がある」と発表しました。

また、WHOはダイエットや体重管理に人工甘味料を推奨しないというガイドラインを発表しました。人工甘味料を長期間摂取した場合、糖尿病や脳卒中、心血管疾患のリスクや死亡率が上がる悪影響を指摘したのです。

植物の葉や果実から抽出した天然甘味料なら、こうした悪影響も心配しなくてすみます。ステビア、カンゾウ（グリチルリチン）、ラカンカなどです。また、糖質系甘味料のオリゴ糖やエリスリトールなども今のところは安心です。

普段から缶チューハイをよく飲んでいる人は、一度成分表示をチェックしてみてください。アルコールというよりは、添加物の害が蓄積されないよう、注意してほしいものです。

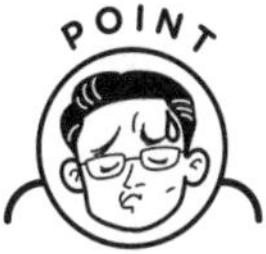

☑ **缶チューハイを毎日のように飲む人には糖類や人工甘味料の悪影響も。成分表示をよく確認してから選ぼう**

すべてに共通する、ある条件とは……？

お酒の悪影響に関して調査した論文については、その内容を真摯に受け止めつつ、お酒を楽しみたい人は効能も知っておいて損はないはずです。ただし、お酒の健康効果に関しては、ある共通の条件があります。それは、いうまでもなく、「適量」です。メリットを享受するにはほどほど、適量の飲酒がマストといえます。

江戸時代の儒者・貝原益軒《かいばらえきけん》が晩年に執筆した『養生訓』をご存知でしょうか。幼少期病弱だった益軒は、あの時代では非常に長生きし、85歳で天寿をまっとうしました。自らの経験を踏まえて、健康の秘訣をまとめたそうですが、書き上げたのは83歳のとき（1713年出版）。『養生訓』にはこう記されています。

酒を多く飲む人の長命なるはまれなり。酒は半酔にのめば長生の薬となる

益軒先生いわく、「書物にもそう書いてあるが、自分の土地の人々を見ても、長命の人は十中八九酒を飲まない人で、大酒飲みで長生きする人は珍しい。ほろ酔い程度が長生きの薬になるのだろう」とのこと。続けて、

古人の曰、酒は微酔にのみ、花は半開に見る。此言むべなるかな。酒十分にのめばやぶらる。少のんで不足なるは、楽みて後のうれひなし

と書いています。「昔の人は〝酒はほろ酔いに飲み、花は半開に見るのがいい〟といっていてもっともだ。酒を十分に飲んでしまうと楽しみはやぶられる。少量で物足りないほどが楽しみもあって、心配もない」と。要するに「適量飲酒のすすめ」です。300年以上前からいわれていたのですね。

POINT

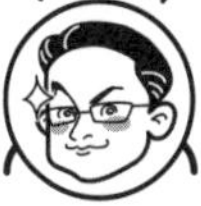

☑ **「適量の飲酒」が健康の秘訣と心得るべし**

column

酒飲みは風邪をひきにくい？

「お酒を飲むと風邪をひきにくくなる」という説があります。

そもそもアルコール自体に「マクロファージ（貪食《どんしょく》細胞）」という細胞の働きを抑制する作用があります。体の外から入ってきた細菌をやっつけてくれるはずのマクロファージが働かなくなるので、細菌感染しやすくなるはずなのですが……。

東北大学の研究[*42]で、899 人の男性を対象に、飲酒の頻度と風邪をひいた回数を調べました。お酒を飲まない人と、週 3 回以下・週 4 〜 6 回・毎日お酒を飲むグループを比べたところ、「飲めば飲むほど風邪をひいた回数が少なかった」、つまり毎日お酒を飲んでいる人のほうが風邪をひきにくかったのです。

もうひとつ、スペインの 5 つの大学で教職員 4272 人を対象に行った調査[*43]があります。お酒を飲まない人と、赤ワインを週に 14 杯以上飲む人を比べたら、赤ワインを飲む人のほうが風邪をひくリスクが約 4 割低くなったそうです。

理論的にはアルコールはマクロファージの力を弱めるので、免疫力が落ちるはずですが、風邪に関しては「お酒を飲めば飲むほどかかりにくい」ことに。ただし、風邪は細菌ではなくウイルスによる感染。細菌に感染しやすい状態であるものの、飲酒で血行がよくなり、体温が上がることでウイルスが活動しにくくなるため、風邪をひきにくくなるという説があります。

また、飲めば飲むほど肝臓はダメージを受けます。「お酒で風邪予防」と拡大解釈しないように！

2章

「お酒に酔う」メカニズムで体質を知る

「お酒に酔う」というのは、どういうことなのか。もちろん身をもって体験している人や痛恨の経験をしている人がほとんどでしょうけれど、体の中では何が起きているのか、詳しく探っていきましょう。

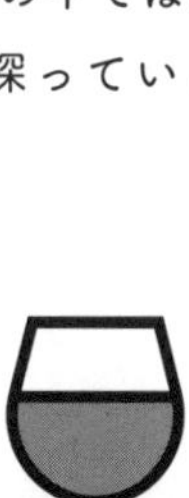

酔っぱらう過程で体には何が起きている？

「酔う」とひとくちにいっても、その状態は人それぞれです。心地よく陽気にストレスを発散できる人もいれば、「酒乱」と呼ばれて人間関係にヒビが入るような人もいます。いったい体の中では何が起きているのでしょうか。

お酒（アルコール）を飲むと、まず胃で約20％が吸収され、残りの大半が小腸で吸収されます。そこから血液に入って、肝臓に送り込まれます。摂取したアルコールの一部は体内で処理されず、尿や汗、呼気として排出されます。

肝臓ではアルコール脱水素酵素（ADH）によって「アセトアルデヒド」という有害物質に分解されます。**顔が赤くなったり、心拍数が上昇したり、頭痛を起こしたり、気持ち悪くなって吐く**など、主に不快な症状や体調不良が出るのは、こ

アルコールの代謝経路

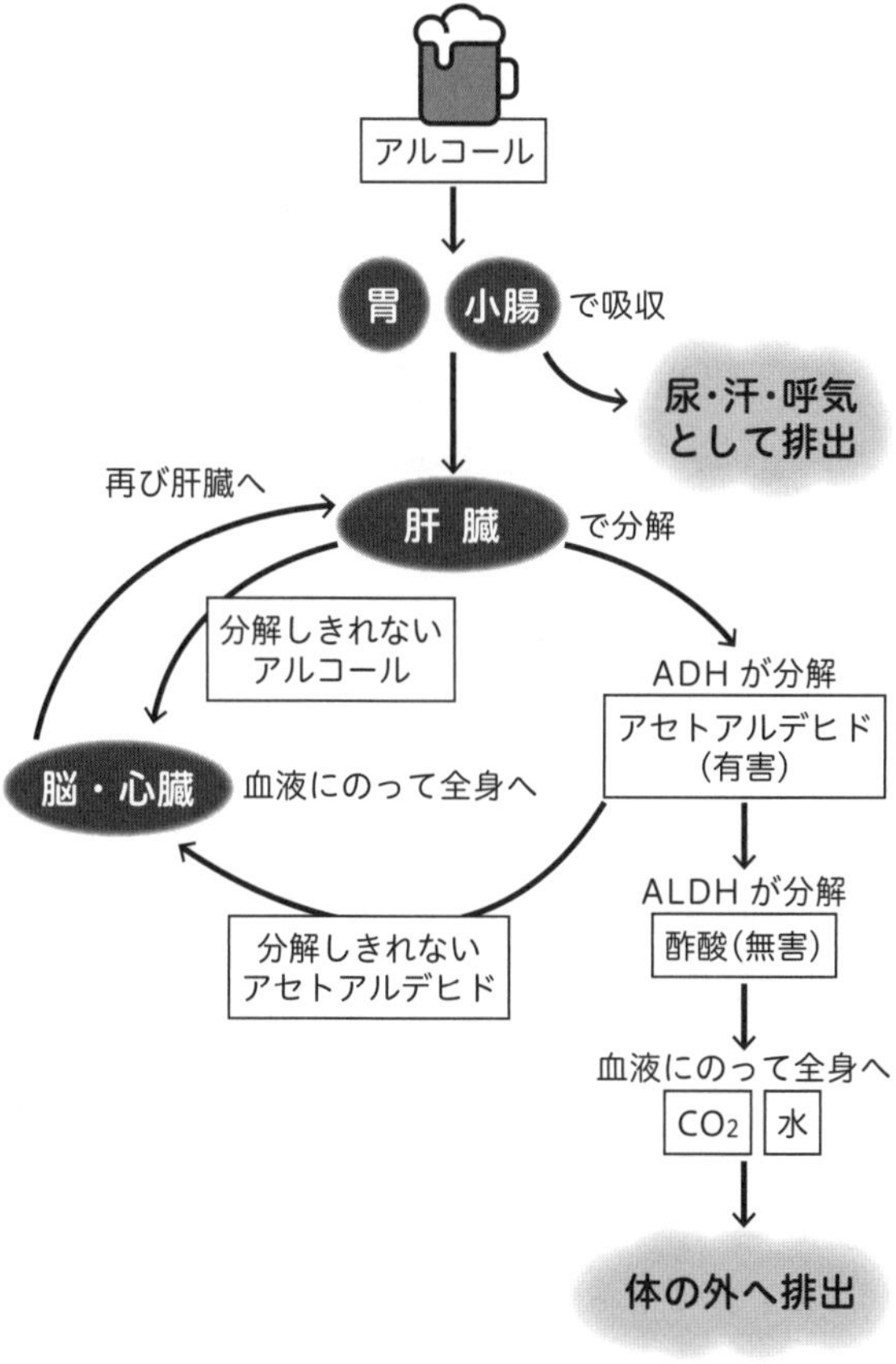
アルコール
胃
小腸
で吸収
尿・汗・呼気
として排出
再び肝臓へ
肝 臓
で分解
分解しきれない
アルコール
ADH が分解
アセトアルデヒド
(有害)
脳・心臓
血液にのって全身へ
ALDH が分解
酢酸(無害)
分解しきれない
アセトアルデヒド
血液にのって全身へ
CO_2
水
体の外へ排出

のアセトアルデヒドのせいなのです。そして、アルデヒド脱水素酵素（ＡＬＤＨ）でさらに分解されて無害な「酢酸」へと変化します。

そもそもアルコールには血管を拡張させて血流をよくする作用がありますから、顔が赤くなるのはその影響もあります。ただ、ユデダコのように真っ赤になる人は、アセトアルデヒドを分解する能力が極端に低いと考えられます。

体内に入ったアルコールのすべてが肝臓でアセトアルデヒドと酢酸に分解されるわけではありません。分解しきれなかったアルコールは、血液にのって心臓や脳、全身を巡ります。つまり、アルコールは何度も巡り続けて肝臓に行きつき、分解を待つわけです。肝臓での分解が追いつかず、あるいはもともと分解する能力が低いと、血液中のアルコール濃度は高くなります。

お酒を飲んでから30分〜2時間ほどでアルコールが脳に到達します。本来は脳には「血液脳関門」というシステムがあり、毒素や有害なもの、異物が入らないようブロックしています。脳の神経細胞に必要なもの以外は通さない、いわば関所があるわけです。

ところが、アルコール（エタノール）は分子量が小さく、脂溶性なので、この関所をいとも簡単に突破してしまうのです。その結果、脳に麻痺が起こります。

脳の麻痺と聞くと、ちょっと恐ろしいのですが、酒飲みのみなさんなら体験したことも多いはず。要するに「酔っぱらう＝脳の麻痺」なのです。

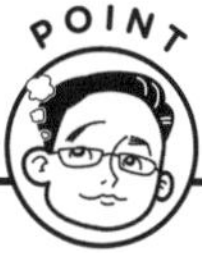

- ☑ 有害物質のアセトアルデヒドが頭痛や吐き気などの不快症状を引き起こす
- ☑ 一方、酔っぱらいの言動の多くは「脳の麻痺」である

すべては前頭葉がやられている⁉

酔っぱらいの状態を細かく見ていきましょう。脳内では主に次のようなことが起こっています。

●陽気、多弁、多幸感。気が大きくなるのは前頭葉の麻痺

まず、アルコールが脳のどこに行きやすいかというと、大脳皮質の前頭葉です。大脳皮質の前半部にある前頭葉は、理性を保つ部位です。ここが麻痺すると、理性で抑えていたものが外れやすくなります。ほろ酔いで口が軽くなることに始まり、普段ならいわないこともしゃべってしまいがちです。例えば、誰かの悪口だったり、ここだけの内緒話だったり、つい多弁になってしまうことがありますよね。いつもは小心者なのに、お酒が入ると気が大きくなる人もいるでしょう。

脳のしくみ

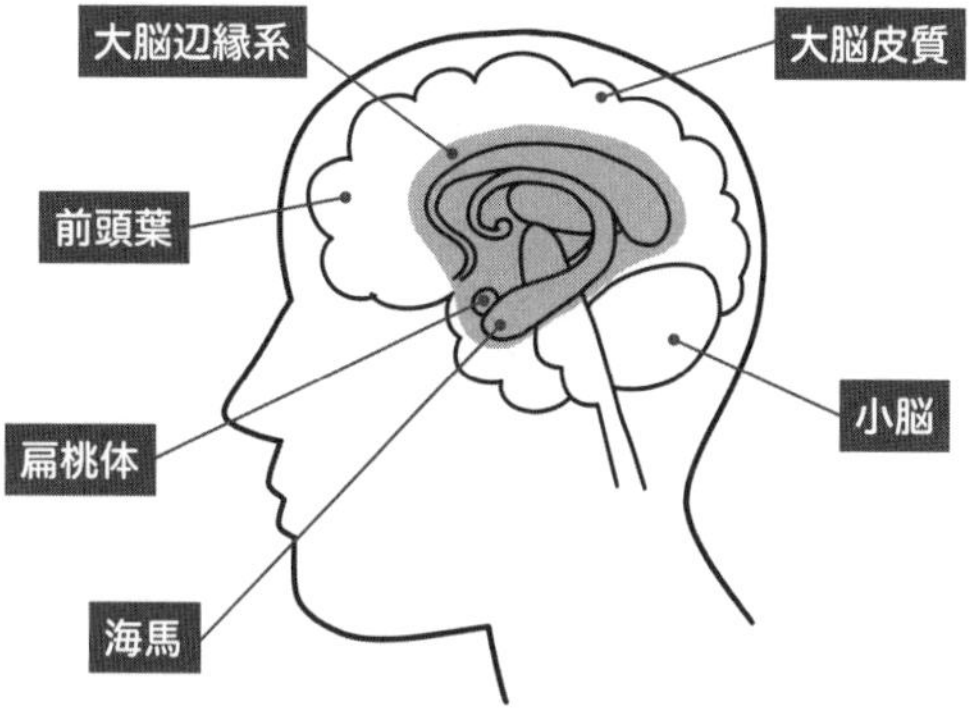

声が大きくなる人もいますね。

でも、腹を割って本音を話したり、自分をさらけ出せるのは決して悪いことではないと思います。それこそストレス解消につながるのではないでしょうか。少量あるいは適量の飲酒であれば、前頭葉が麻痺するだけですみます。

●痛覚が鈍くなるのも大脳皮質の麻痺

大脳皮質の他の部位に麻痺が起こると、痛覚、視覚、嗅覚《きゅうかく》、味覚などの感覚が鈍くなる人もいます。例えば、擦り傷やあざができたのに、麻痺して痛みを感じず、けがをしたこと自体に気づかないという場合はこれです。

●泣き上戸や笑い上戸、急に怒り出すのは扁桃体の暴動

大脳皮質の内側にあるのが大脳辺縁系です。大脳の古皮質や旧皮質などの総称で、ここにあるのが「海馬」や「扁桃体《へんとうたい》」です。

扁桃体は本能や感情をつかさどる部位です。前頭葉は進化の過程で生まれ、人間や高度な哺乳類にしかありませんが、扁桃体はほとんどの動物がもっている、割と原始的な古い脳の部位です。

例えば、目の前に熊が現れたとき、逃げるか闘うか、生き抜くためにすぐに判断しなきゃいけませんよね。扁桃体は恐怖や怒りなどの情動をつかさどる部位で(熊に出くわして恐ろしいと感じる)、それを理性でコントロールして、判断しているのが前頭葉(逃げるか熊に立ち向かうかを決める)というわけです。

ということは、前頭葉がアルコールで麻痺したとしたら、扁桃体はどうなるでしょうか。感情のコントロールがきかなくなり、笑い上戸になったり、泣き上戸になったり、突然怒り出したり……お酒を飲むと感情を爆発させてしまう人、いますよね。これを巷《ちまた》では「扁桃体ハイジャック」と呼んでいます。できればこうな

る前に飲むのを終えられると、「酒ぐせの悪い人」と敬遠されることも避けられるのではないでしょうか。

ちなみに、扁桃体ハイジャックは飲酒に限ったことではなく、「脳疲労」を起こすと同じように扁桃体が制御不能になることがあります。

頭を使う仕事で疲弊したり、ストレスがたまっていたり、あるいは脳の栄養が不足すると、扁桃体ハイジャックは起こりうるのです。

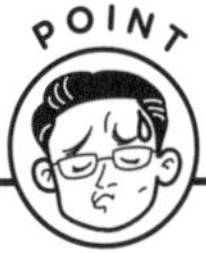

- ☑ 前頭葉がアルコールで麻痺すると、理性を失ったり、感情の爆発が起こる＝扁桃体ハイジャック
- ☑ 扁桃体ハイジャックは脳疲労を起こした際にも起こりうる

厄介な酔っぱらいは海馬が萎縮している可能性も？

酔い始めると同じ話を何度も繰り返す人、いますよね。また、飲んだ翌日に何も覚えていない人、どうやって帰ったのか記憶がない人も少なからずいます。これは記憶をつかさどる「海馬」がアルコールで麻痺したから。脳の内側にある海馬まで来ているということは、相当量のアルコールが入った証拠でもあります。

気持ちよく飲んでいたけれど、そのあとハシゴしたことを忘れていたり、どこをどう歩いて帰ってきたのか覚えていない……など、厄介な酔っぱらい方をする人がいたら、「あ、この人は海馬やられちゃってるな」と思ってください。

そもそも、海馬がつかさどるのは短期記憶です。さっきいったことや今日やったことを覚えるというもの。長期記憶は海馬ではなく大脳皮質がつかさどります。

海馬から記憶の貯蔵庫である大脳皮質に指令が行って、記憶は定着します。でも、アルコールで海馬が麻痺しているから貯蔵庫までいかない、だから忘れてしまうのです。

ただ、人間はなんでもかんでも長期記憶にしているわけではありません。忘れるというより記憶を捨てることもたくさんあります。「何を覚えておかなきゃいけないのか」を、個々人が脳の中で潜在的にセレクションしているわけです。

海馬は脳疲労で萎縮するといわれています。仕事が忙しくて、あるいは栄養不足で脳が疲れ切っていると、記憶がすっぽり抜け落ちてしまう状態ってありますよね。そういうときは海馬がダメージを受けて萎縮しているのです。そんな状態でもしお酒を飲んだら、記憶の喪失はさらに拍車がかかるでしょう。

おそらく、記憶を失うような酒飲みの人は、ストレスによる副腎疲労や脳疲労をもともと起こしているのかもしれません。周囲でそういう人がいると思い当たるならば、その人の仕事や生活を想像してみてください。トラブルを抱えていたり、激務だったりと、かなりストレスフルな生活を送っていませんか。アルコールから少し離れますが、人間の体はストレスがたまってくるとリセットが必要になります。リセットするために副腎から分泌されるのが、抗ストレスホルモンの「コルチゾール」です。日々ストレスがたまっている人は、コルチゾールを分泌しすぎて、枯渇します。副腎が疲れてしまうのです。

副腎疲労が起こると、体の疲れがとれなくなり、記憶力や集中力が落ちてしまいます。頭がボーッとして、霧がかかったような状態になるので、「ブレインフォグ」と呼ばれています。これがうつ病に進行していくともいわれているので注意が必要です。「最近あの人ぼーっとしてるな」「まったくコミュニケーションが取れないな」という人がいたら、うつ病の一歩手前という可能性も。

脳を健康に保ち、酔っぱらいにくい体を目指しましょう。

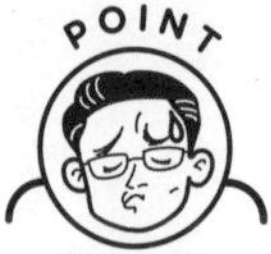

☑ **酔って記憶をなくす人はアルコールで海馬が麻痺している状態。脳疲労と副腎疲労で海馬が萎縮している可能性も**

千鳥足やふらつきが起きるのは小脳が麻痺している状態

千鳥足でふらふら、足元がおぼつかないなど、絵に描いたような酔っぱらい方をする場合、脳の内側の「小脳」までアルコールで麻痺している可能性があります。さらにその延長線上で、まともに立てなかったり、転んだり、なかには大けがをする人もいます。この場合、酔いの状態としては酩酊期あるいは泥酔期ともいえます。

酔いの状態を段階で分けると、次ページの表のような6段階になっています。摂取したおよその酒量と血液中のアルコール濃度によって分けられているのですが、小脳が麻痺するのはかなり飲んだ状態と推測できますね。お酒に対する強さに個人差はありますが、できれば「ほろ酔い期」でとどめたいところです。

小脳は運動機能をつかさどる部位です。「ろれつが回らなくなる」「言語がはっきりしない」というのも、小脳の麻痺といえるでしょう。話すことは舌や口のまわりの筋肉を動かすことですから。

興味深いのは、お酒を飲んだときはいつもとまったく変わらない状態で、酔っていないように見えても、翌日まったく記憶がない人もいれば、見るからに酩酊状態でふらふらしていたのに、翌日ちゃんと記憶がある人もいるというところで

血中アルコール濃度と酔い

血中濃度（%）／酒量（目安）	酔いの段階と状態
0.02〜0.04	1 爽快期
ビール（中びん／1本） 日本酒（〜1合） ウイスキーシングル（〜2杯）	・さわやかな気分に ・皮膚が赤くなる ・陽気になる ・判断力が少し鈍る
0.05〜0.10	2 ほろ酔い期
ビール（中びん／1〜2本） 日本酒（1〜2合） ウイスキーシングル（3杯）	・手の動きが活発化 ・抑制が取れる（理性が失われる） ・体温が上がる ・脈が速くなる
0.11〜0.15	3 酩酊初期
ビール（中びん／3本） 日本酒（3合） ウイスキーダブル（3杯）	・気が大きくなる ・大声でがなり立てる ・怒りっぽくなる ・立つとふらつく
0.16〜0.30	4 酩酊期
ビール（中びん／4〜6本） 日本酒（4〜6合） ウイスキーダブル（5杯）	・千鳥足になる ・何度も同じことを話す ・呼吸が速くなる ・吐き気・嘔吐が起こる
0.31〜0.40	5 泥酔期
ビール（中びん／7〜10本） 日本酒（7合〜1升） ウイスキーボトル（1本）	・まともに立てない ・意識がはっきりしない ・言語がめちゃめちゃになる
0.41〜0.50	6 昏睡期
ビール（中びん／10本以上） 日本酒（1升以上） ウイスキーボトル（1本以上）	・ゆすっても起きない ・大小便をもらす ・呼吸はゆっくりと深い ・死亡

す。酔いがどこに現れるかは人それぞれで、ひょっとしたら弱っている部分や疲れている部分の麻痺が増幅されてしまうのかもしれません。

よく「疲れていると酔いやすい」といわれていますが、まさにその通りです。お酒を飲むときはコンディションを整えておかないと、脳がやられやすくなり、酔いが回りやすいといえるでしょうね。

さすがに昏睡期までいくと、救急車を呼ぶレベルです。脳幹部にまで麻痺が進むと、昏睡状態から呼吸停止、命を落とすこともあります。酒飲みというよりはお酒に弱い人が無理をして急性アルコール中毒になってしまうケースです。

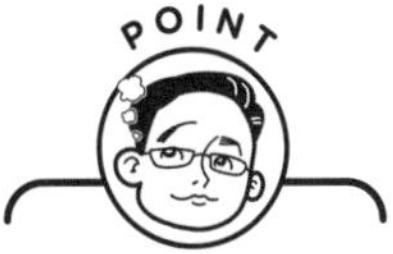

- ☑ **歩行障害や運動障害、言語障害が出たら小脳の機能低下**
- ☑ **泥酔や昏睡までいくと危険**
- ☑ **理性で言動を抑えられるのは爽快期まで**

飲むと眠くなるのはなぜ？

お酒を飲むと眠くなる人がいます。宴会が始まって1時間もたつと、なぜか必ず寝ている人、まわりにいませんか。これは、いい意味でとらえるならば、お酒がもたらすリラックス効果です。具体的には、次のような要因で眠気が起こります。

●アルコールの鎮静作用

そもそもアルコール自体に、血行促進や緊張を軽減する効果があるため、眠気を誘うわけですが、さらにもう少し脳と密接な関係があります。

1章でも少しふれましたが、アミノ酸の一種である「γ《ガンマ》-アミノ酪酸（GABA）」は、脳内の神経伝達物質として機能しています。脳内の神経細胞には、このGA

BAを受け取る受容体があり、GABAと結合すると神経細胞の興奮が抑えられ、鎮静効果をもたらします。アルコールもこのGABA受容体と結合するため、同様の鎮静効果をもたらし、その結果眠くなるというわけです。

また、脳幹網様体《のうかんもうようたい》（神経細胞と神経線維が網目状になっている）は大脳皮質に刺激を伝える部位で、意識の維持を担っています。睡眠にも関係していて、ここがアルコールで麻痺すると、大脳皮質の活動を低下させ、眠気を催すと考えられています。

●アセトアルデヒドによる猛烈な眠気

一方、お酒の弱い人が眠くなるのは、アセトアルデヒドによる「フラッシング反応」のひとつ。少量の飲酒で顔面紅潮・吐き気・動悸・眠気・頭痛などが起きるというものです。そもそもお酒の弱い人は、アセトアルデヒドの分解が遅く、少量でも急激に体内にたまってしまうため、フラッシング反応が起こります。眠くなるのは、アセトアルデヒドによる弊害でもあるのです。

ちなみに、アセトアルデヒドは睡眠の質を低下させることでも有名です。本来、睡眠はノンレム睡眠（深い眠り・脳が休息&修復）とレム睡眠（浅い眠り・体が休息&修復）が繰り返されて構成されています。アセトアルデヒドはレム睡眠を妨げ、本来深くなるはずのノンレム睡眠が浅くなってしまうのです。

寝つきはよくても、中途覚醒してしまい、睡眠が全体的に浅くなって、疲れがとれにくくなるというわけです。

アルコールにしろ、アセトアルデヒドにしろ、お酒を飲めばどちらも血中に存在することになり、体にいろいろな悪影響を及ぼしてしまいます。

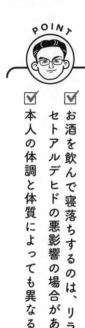

- ☑ お酒を飲んで寝落ちするのは、リラックス効果の場合とアセトアルデヒドの悪影響の場合がある
- ☑ 本人の体調と体質によっても異なる

お酒の強さは遺伝子で決まる？

血液中のアルコール濃度と酔いの段階を86ページで紹介しましたが、これはあくまで目安です。同じ量を飲んでも、人によって酔い方には大きな差があります。これは、お酒に強いか弱いかでかなり違ってきます。

では、お酒に強い人と弱い人で何が違うのかというと、遺伝子です。そもそもアルコールを分解する能力が低いタイプの遺伝子をもつ人は、お酒に弱く、酔いが早かったり、激しくなったりします。

まずは、アルコールが肝臓でどのように分解されるのか見ていきましょう。

肝臓に入ったアルコールは2段階で分解されます。

①アルコール脱水素酵素（ADH）によってアセトアルデヒドに分解

お酒の強さを決める「ALDH2」活性の3タイプ

遺伝子型	酵素ALDH2の活性タイプ	アセトアルデヒド分解能力	顔の赤くなりやすさ（フラッシング反応）	お酒に対して
NN	活性型（安定で正常な活性を有する）	高い	赤くならない	強い人
ND	不活性型（NN型の16分の１の活性しかない）	低い	赤くなりやすい	そこそこ飲める人、強くはない人
DD	失活性型（ALDH2が完全に失活している）	ほぼナシ	すぐに赤くなる	弱い人、まったく飲めない人

②アルデヒド脱水素酵素（ALDH）によって酢酸に変化

このふたつの過程を経て、最終的には炭酸ガスと水になって体外へ排出されます（75ページの図参照）。

ADHとALDHには複数の型や種類がありますが、お酒の強さを決めるのは主に「ADH1B」と「ALDH2」の組み合わせです。この酵素の分解能力や活性の強さが遺伝的に異なるため、その遺伝子型からざっくり3タイプに分けることができます。

●**お酒に強く、顔も赤くならないNN型**

アルコールの分解能力が高く、アセト

アルデヒドの分解作用も強い。顔色ひとつ変わらない人の多くがこのタイプです。ヨーロッパ系白人やアフリカ系黒人はほとんどがこのNN型だそうです。日本、中国、韓国、東南アジアのモンゴロイド系にはやや少なく、一説によれば、日本人のNN型は56％とのこと。

●そこそこ飲めるが、顔が赤くなりやすいND型

アルコールの分解能力が低く、アセトアルデヒドの分解作用が弱い。個人差はありますが、ある程度は飲めるものの顔が赤くなりやすい人がこのタイプです。ALDH2の活性がNN型の16分の1程度。つまりアセトアルデヒドがたまりやすいというわけです。日本人の40％がこのND型ともいわれていますが、諸説あります。

●少量でも飲んだら真っ赤になるDD型

アルコールもアセトアルデヒドも分解能力が低く、特にALDH2はほとんど作用しない。いわゆる「下戸」はこのタイプです。アセトアルデヒドがほとんど分解されないため、血中のアセトアルデヒド濃度はNN型の人に比べて20～30倍になるといわれています。日本人の４％がＤＤ型という説もあります。注射するときのアルコール消毒で、皮膚が赤くなる人はＤＤ型です。

遺伝ということは、父親がＮＮ型で母親がＤＤ型であれば、ＮＤ型ということになりますが、ＮＤ型でも結構飲める人もいれば、まったく受け付けない人もいるでしょうね。また、遺伝子的には純粋培養のＮＮ型で大酒飲みだけれど、お酒が苦手な人だっています。そこには個人差が出るはずです。

POINT

- ☑ もともともっている分解酵素の強さや活性で、うわばみも下戸も決まる
- ☑ 個人差もあるが、遺伝の要素が強い

遺伝子型によってなりやすい病気もある？

アルコールやアセトアルデヒドの分解酵素の研究が進み、体質や遺伝子型の差がより詳しくわかってきました。ADHとALDH2の活性の強弱によって、5つのタイプに分類されています（次ページの表参照）。

Aタイプ　酔いやすく、酒好きになりやすい。アルコール依存症に最もなりやすいタイプ。

Bタイプ　不快な反応が出にくく、お酒好きになりやすい。お酒に強い体質。

Cタイプ　お酒に弱いが、顔に出にくい。お酒に強いと勘違いしやすいタイプ。飲酒で咽頭がんや食道がんなどに最もなりやすい。飲酒関連疾患になるリスクが最も高い。

アルコール体質と健康リスク　*15

アルデヒド脱水素酵素	アルコール脱水素酵素	遺伝子タイプ	体質とコメント
ALDH2 *1/*1（活性）	ADH1B *1/*1（低活性）	A（3%）	**【アルコール依存症に最もなりやすいタイプ】** アルコールからアルデヒドへの分解が遅く、アルデヒドから酢酸への分解は速い。アルコールが体に長くとどまるため、酔いやすく、お酒好きになりやすいタイプ
	ADH1B *1/*2（活性）	B（50%）	**【お酒に強いタイプ】** アルコールからアルデヒド、アルデヒドから酢酸へのすべての分解が速いタイプ。強いからといって飲みすぎると不快な症状が起こる
	ADH1B *2/*2（高活性）		
ALDH2 *1/*2（低活性）	ADH1B *1/*1	C（3%）	**【お酒に強いと勘違いしやすいタイプ】** アルコールからアルデヒド、アルデヒドから酢酸へのすべての分解が遅いタイプ。アルコールが体に長くとどまるため、酔いやすく、お酒好きになりやすい。適量を超えるとすぐに不快な症状が起こり、また二日酔いになりやすい。食道がんなど、飲酒関連疾患にかかるリスクが高いタイプ
	ADH1B *1/*2	D（40%）	**【顔がすぐに赤くなるタイプ】** アルコールからアルデヒドへの分解は速く、アルデヒドから酢酸への分解は遅い。少量の飲酒でアルデヒドがすぐに産生され、長くとどまるため、顔が赤くなり、吐き気などの不快な症状が起きやすい。また二日酔いにもなりやすい。体が慣れると多少飲めるようになる人もいるが、健康問題が起こりやすい
	ADH1B *2/*2		
ALDH2 *2/*2（不活性）	ADH1B *1/*1	E（4%）	**【下戸タイプ】** アルデヒドが分解できないタイプ。ごく少量のアルコールで顔面紅潮、眠気、動悸、吐き気などの不快な症状が起きやすい
	ADH1B *1/*2		
	ADH1B *2/*2		

（%）は日本人で見られる割合

独立法人国立病院機構久里浜医療センター　横山顕医師監修より抜粋

Dタイプ　顔がすぐに赤くなり、弱いタイプ。慣れると多少飲めるようになる人もいるが、二日酔いになりやすい。

Eタイプ　お酒がほとんど飲めない下戸。アセトアルデヒドを分解できず、不快な症状しか起こらない。アルコール入り栄養ドリンクにも注意が必要。

　この分類は、簡単な遺伝子検査でわかるそうです（ほおの内側の粘膜を綿棒でこすり、乾燥させて検査機関へ提出）。アルコールに対する体質を知るだけでなく、がんなどになりやすいかどうかチェックできます。興味のある人は専門機関へ相談してみるとよいでしょう。

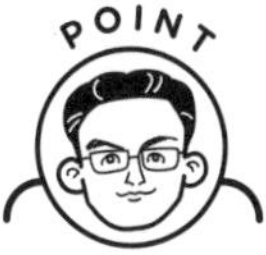

☑ **遺伝子検査でお酒に強いか弱いかがわかるだけでなく、なりやすい病気もチェック可能**

酒どころの人は酒豪って本当？

アセトアルデヒドを分解する酵素の活性が強い、ＡＬＤＨ２活性型遺伝子を多くもつ人を調べた研究[*16]があります。各都道府県１００名を対象に、遺伝子解析を実施。その結果、お酒に強い人が多いのは北海道・東北地方や九州・沖縄地方、強い人が少ないのは近畿地方だとわかりました。日本酒どころは東北、焼酎どころは九州、泡盛は沖縄ですから、なんとなくイメージ通りという印象もあります。

近畿地方に強い人が少ないのはなぜか。これにはある仮説があるそうです。日本人は遺伝子的に、縄文人系と弥生人系に分かれるといわれています。もともと住んでいた縄文人系は、ＡＬＤＨ２の中でも活性型の遺伝子をもっていて、お酒には強かったそうです。縄文時代の末期に、朝鮮半島から渡来した弥生人が

都道府県別ALDH2活性型遺伝子型分布図 ＊16

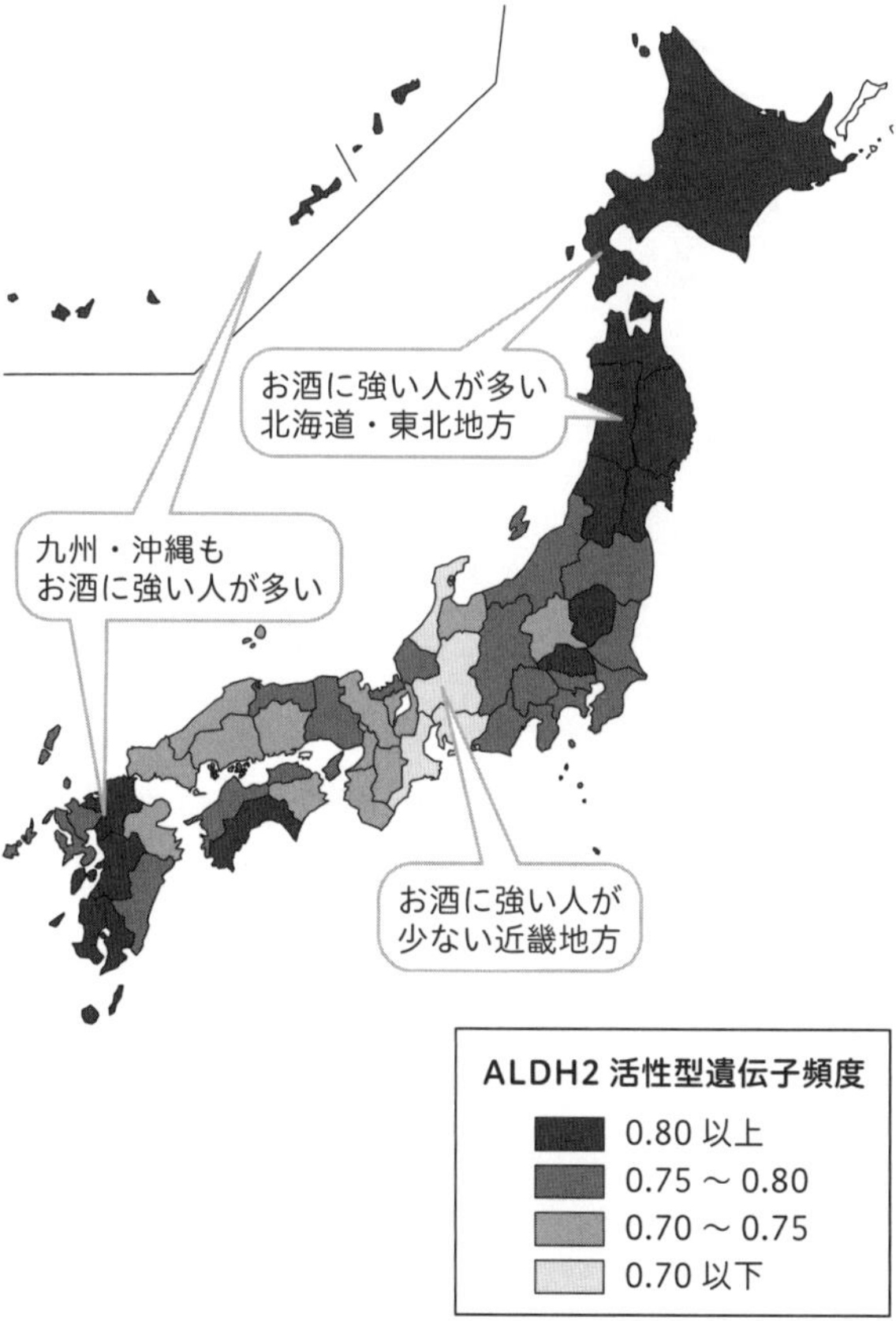

近畿地方や中国地方に移住し、ALDH2の不活性型の遺伝子をもたらしたのではないかとのこと。日本列島の中央部から混血が進み、不活性型が増えていったものの、険しい山脈を越えられず、稲作中心の弥生人はその手前の平野部にとどまったという説です。

余談ですが、縄文人系の特徴は、「顔全体の幅が広く、丸顔あるいは四角い。彫りが深い。鼻は比較的大きく、歯は小さい。背は低め」。そして、お酒に強い。一方、弥生人系は「顔全体が上下に長く、のっぺりしている。鼻が細くて低い。歯が大きい。背が高め」、そしてお酒に弱いということですね。

POINT

☑東北・九州地方はお酒に強く、近畿地方は弱い傾向

☑縄文人系遺伝子と弥生人系遺伝子でお酒の強さが異なるという説も

飲めない人でも「飲んで鍛えれば強くなる」のか

あまりお酒に強くない人が、「飲めば鍛えられる」「飲んでいるうちに強くなる」といわれて無理やり飲まされるという話があります。この説に根拠はあるのでしょうか。

実は、アルコールはADHやALDHなどの分解酵素とは別に、代謝経路があります。「MEOS（ミクロゾームエタノール酸化系）」や「カタラーゼ」という酵素によるものです。肝臓ではアルコールの約90％がADHによって分解されますが、その残りを担うのがMEOSです（カタラーゼの割合は極めて低い）。

大量にお酒を飲んで、血中アルコール濃度が高くなると、ADHによる分解に加勢するのがMEOSです。飲酒が少量のときはADHが、量が増えて酔いが進んでくるとＭＥＯＳが活躍し、アルコールの分解が活発になります。具体的には、血中アルコール濃度が０・05％、いわゆるほろ酔い期あたりから、ＭＥＯＳによる代謝が活発になるそうです。

しかも、ＡＤＨは頻繁に飲んでいたとしても活性が高くなることはありませんが、ＭＥＯＳは長期間＆大量飲酒によって耐性が高まる、つまり代謝が活発になっていくそうです。飲めば飲むほどＭＥＯＳは活発になり、代謝の比率が上がるというわけです。これが「飲めば鍛えられる」の根拠ではないかと思われます。

ただし、これはあくまでも「ＡＬＤＨ２の活性が高い」人、限定の話です。そもそも酒に強くアセトアルデヒドを分解する作用が強い遺伝子型の人が、飲めば飲むほどＭＥＯＳの代謝率も高くなるという話です。遺伝的に弱い人が無理やり飲み続けても、体に悪影響を及ぼします。

というのも、ＭＥＯＳでアルコールを代謝すれば、酸化ストレスの原因であるフリーラジカルが増えるからです。肝臓に負担もかかり、肝障害を起こすリスクも高くなってしまいます。

これはもともと飲める体質の人がお酒の経験値を上げて、「酒好き・酒飲み」として覚醒するという話であって、誰でも飲んで鍛えれば飲めるようになる、ということではないのです。

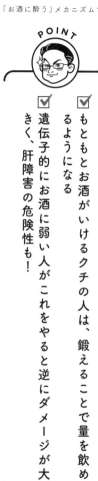

- ☑ もともとお酒がいけるクチの人は、鍛えることで量を飲めるようになる
- ☑ 遺伝子的にお酒に弱い人がこれをやると逆にダメージが大きく、肝障害の危険性も！

体格とお酒の強さって関係ある？

体の大きい人は肝臓も大きく、面積が広いので血液量も多いと考えると、代謝能力も高くなると考えられます。血中のアルコール濃度も、血液量が多いほうが上がりづらいわけですから、同じ量を飲んだとしても体の小さい人と大きい人では差が出ると思います。

背の高さというよりは体重のほうが重要です。医学的には、1時間で処理できるアルコール量は「体重1kg当たり0・1g」とされています。体重50kgの人と80kgの人で比べてみましょう。

・50kgの人　1時間で処理できるのは50×0・1＝**5g**
・80kgの人　1時間で処理できるのは80×0・1＝**8g**

適量（アルコール20g）をどれぐらいの時間で処理できるかというと、

・50kgの人　20÷5＝**4時間**
・80kgの人　20÷8＝**2・5時間**

他の要素を考えずに単純計算しただけですが、体重でこれだけの差が出るというわけです。体重が重い＝お酒に強いというよりは、代謝が速いので酔いにくい、といえるかもしれません。ただし、アルコール代謝については前述したように、遺伝的要素も大きいので、一概にはいえません。また、アルコール以外の要因で肝機能が弱くなっている可能性もあるので、断言はしにくいところです。

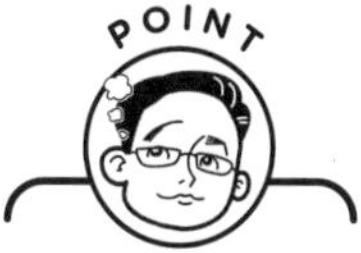

- ☑ **体が大きい、太っているから酒に強い、とは一概にいえない**
- ☑ **物理的にアルコールの代謝は速くなるので、「酔いにくい」とはいえるかも**

「年をとったらお酒に弱くなった気がする」のは気のせいか

「昔はいくらでも飲めたけど、最近はめっきり弱くなっちゃって」という人も多いでしょう。加齢でお酒に弱くなるのは残念ながら事実です。原因は大きく分けてふたつ。

●代謝能力の低下

当然といえば当然ですが、加齢とともに体の代謝は低下します。アルコール代謝も同様。病的にではないにせよ、肝臓の機能が若い頃に比べて低下するのは必至です。

●潜在的な脱水状態

もうひとつは「脱水」です。体内の水分量は、赤ちゃんのときは約80%、子どもは約70%。ほとんどが水分ですね。大人になると男性は約60%、女性は約55%。そして、高齢者になると約50%と、年を経るごとに体内の水分量は減っていきます。潜在的に脱水状態になっているといえるのです。

体内の水分量が低いということは、お酒を飲んだときに血中アルコール濃度が高くなりやすいわけです。そのために酔いが速く回り、「お酒が弱くなった」と感じる一因になります。

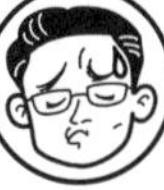

POINT

- 年をとるとアルコールの代謝が低下するのは事実
- さらに加齢による水分不足や、潜在的な脱水が原因で弱くなることも

女性は男性に比べてお酒が弱い？

一般的に、女性は男性より小柄という観点から、血液量も体内の水分量も少なく、アルコールの代謝能力が低いといわれています。平均すると、男性の4分の3程度です。たとえ飲酒量や体重が男性と同じでも、血中アルコール濃度が高くなりやすく、急性アルコール中毒のリスクも高いとされています。

また、男性に比べて、肝硬変に至る飲酒量も3分の2だそうです。お酒が弱いというよりは、体へのリスクが高くなるといったほうが正しいかもしれませんね。

乳がんもアルコールでリスクが高くなる可能性が指摘されています。1日のアルコール摂取量が10g増えると、乳がんのリスクは約7％増えるそうです。*17

これは、過剰なアルコール摂取が「エストロゲン濃度を上昇させること」、「アセトアルデヒドや過酸化脂質、活性酸素などのアルコール代謝物に発がん性があること」などが影響しています。女性ホルモンであるエストロゲンが増えるなら、逆に女性にはよいのでは？ と一瞬思ってしまいますが、乳がんのリスクを増やすなどデメリットのほうが多く、悪影響であることを知っておきましょう。

もうひとつ、アルコール依存症になりやすいのは女性という説もあります。男性に比べて、習慣的な飲酒から依存症になるまでの期間が短いこと、アルコール血中濃度が高くなりやすいこと、肝障害やうつ病を起こしやすく、その原因が飲酒であることが発見されやすいことなどがあげられています。

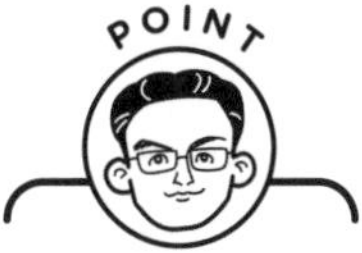

- ☑ 女性のほうがお酒に弱いというよりも、アルコールが悪影響を及ぼすリスクが高い
- ☑ 男性に比べて、重い病気が速く進行してしまう傾向がある

二日酔いになりやすい人の大きな特徴

二日酔いの主な原因はアセトアルデヒドが体内に残っていることなのですが、その他に実は「心理的な要因」も関係しているという研究[*18]がアメリカにあります。

つまり、二日酔いになりやすい人には特徴がある、というのです。例えば、

・飲酒に対して罪悪感をもっている

・神経症的な不安をもっている

・怒りやすい

・酔っぱらったときに落ち込みやすい

・ネガティブな出来事があった

このような人は、二日酔いになりやすい傾向があるそうです。

つまり、楽しくお酒を飲めないということですよね。今の自分の現実から逃げ出したいためにお酒に走るとか、飲みながらずっと愚痴をいい続けるとか、そういうパターンの人が二日酔いになりやすいそうです。

また、二日酔いの症状として、不安感が強くなる人もいます。アメリカでは、二日酔い（Hangover）と不安（Anxiety）を合わせた「Hangxiety（ハングザエティー）」という造語もあるほど。これはアルコールで麻痺して抑えられていた不安やストレスが、酔いがさめるとともに激しくなって現れる状態のことをさします。ただし、ハングザエティーは一時的なもので、麻痺していた脳の神経細胞が再び活性化したものと前向きにとらえていいそうです。

POINT

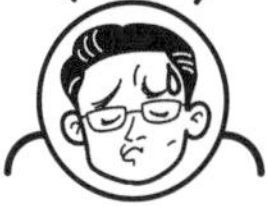

☑ もともとネガティブで飲酒に不安や罪悪感をもっていると二日酔いになりやすい

改めて、適量とは？　「ほどほど」とは？

1章の27ページで、日本における適量飲酒の基準を紹介しました。また、86ページでは血液中のアルコール濃度と酔いの目安をのせています。でも、今現在の自分が摂取しているアルコール量や血中アルコール濃度はわからないですよね。これには計算式があります（推定）。

・アルコール摂取量　＝飲酒量（㎖）×アルコール度数（％）×０・８

・血中アルコール濃度　＝〈飲酒量（㎖）×アルコール度数（％）〉÷〈８３３×体重（kg）〉×１００

例えば、体重60kgの人がアルコール度数５％の缶ビール（３５０㎖）を２本飲んだ場合、**アルコール摂取量は28g**、**血中アルコール濃度は０・07％**となります。

適量飲酒（20g）よりやや多いですが、血中アルコール濃度でいえば「ほろ酔い期」です。お酒メーカーのサイトには、数値を入れるだけでアルコール摂取量や濃度を計算してくれるコーナーがあるので、試してみるといいでしょう。

適量飲酒を守ることができれば、何の問題もありません。でも、酒飲みはそうはいかないですよね。だとしたら、自分がどの程度までなら心地よくいられるのか、二日酔いにならないためにはどれくらいでとどめておくべきかを知るための指標として、こうした数値を活用するとよいかもしれません。「ここまで飲んだら記憶がなくなる」とか「二日酔いを避けるにはこれくらいのアルコール摂取量でストップ」など、経験則で知っておくといいでしょう。

☑ **お酒メーカーのサイトで自分のアルコール摂取量や血中アルコール濃度をチェック。「己（の弱さ）を知る」ために活用を**

column

添加物が脳疲労や二日酔いを起こす？

アセトアルデヒドは「人体に有害な悪者」として紹介しましたが、アセトアルデヒド自体は自然界に存在している物質です。もともと果物やジュース、野菜、乳製品、パン、お茶、ビールやワイン、蒸留酒にも含まれています。フルーツのような甘い香りがすることから、欧米では清涼飲料水やお菓子などの加工食品に添加されています。日本でも厚生労働省が安全性を検証した結果、香料として使う分にはOKとされています。[*44]

もちろん、香料で使ったアセトアルデヒドが直接二日酔いを起こすとは考えにくいのですが、化学物質に過敏な人がいることも事実です。添加物が知らぬ間に体に蓄積されていたら、アルコールに関係なく体調不良が起こる可能性もあります。

また、添加物は脳疲労の原因にもなり、結果的にアルコール代謝を妨げたり、悪酔いの原因になると考えると、普段から口にするものの添加物に気をつけておくのがベターです。「他のものと混ぜていない単体のアルコール」か、「無添加や有機栽培原料」などをうたったお酒を選ぶといいでしょう。

特にワインは、BIO（ビオ）、ヴァン・ナチュール、オーガニック、ビオディナミ（バイオダイナミック）など、ぶどうの栽培法や発酵に使う酵母などで種類が分けられています。無農薬、有機栽培、化学肥料不使用などの他、酸化防止剤などの添加物を使用していないものも。一度試しに飲んでみて二日酔いが軽減されたら、添加物のせいだったとも考えられます。

3章

健康診断の数値とお酒の関係

酒飲みにとっては年に一度の一喜一憂のもとであり、一時的に飲酒習慣を反省するもの、それが健康診断の数値です。これは結構、奥が深いのでぜひ参考にしてください。

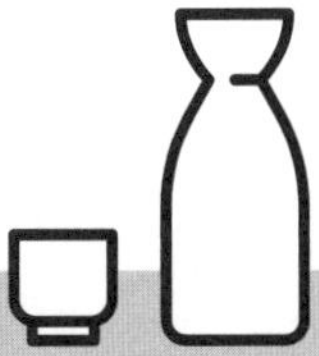

飲酒と関係する数値はどれ？

健康診断の数値を酒飲みの人がどう解釈するかというと、3パターンあるように思います。

ひとつは「ちょっとひっかかったけど、何か症状が出ているわけではないし、体質的なものもあるから休肝日を設ければ大丈夫」という言い訳。

もうひとつは「他はともかく肝臓の数値は範囲内なのでまったく問題ない！」という過信。

そして「健康診断の数値なんか気にして酒が飲めるか！」という開き直り。

目をそむけたくなる気持ちもわかりますが、そもそも健康診断の数値は、肝臓や腎臓に問題があったり、糖尿病になったり、明らかに病気になった状態ではじめて「異常」と出るわけです。

心臓・血管系の病気も、今は正常でも、過去に小さな心筋梗塞を起こしていれば、それは心電図でわかります。でもこの先いつ血管が詰まるかは数値ではまったくわかりません。

数値がひっかかっても治療が必要とは限りませんし、正常だったとしても病気にならないわけではありません。

つまり、あくまで目安なのです。

酒飲みを脅すつもりはありませんが、言い訳や開き直りを正当化するつもりもありません。ただ、知らないよりは知っておいたほうがいいことがたくさんあります。もう見飽きたかもしれませんが、健康診断の基準値、特に飲酒関連の数値を確認していきましょう。

大きく分けると5分類。**「肝臓系」「脂質代謝系」「糖代謝系」「血圧」「尿酸値」**です。それぞれの基準値一覧を次のページにまとめているので、自身の数値と比べてみてください。

検査基準値一覧表

肝臓系

ALT（GPT）	10～30 U/L
AST（GOT）	10～30 U/L
γ-GTP	50 U/L 以下
アルブミン	3.9 g/dL 以上

脂質代謝系

総コレステロール	140～199 mg/dL
LDLコレステロール	119 mg/dL 以下
HDLコレステロール	40 mg/dL 以上
中性脂肪	149 mg/dL 以下

糖代謝系

空腹時血糖	99 mg/dL 以下
HbA1c	5.5 % 以下

血圧

収縮期	129 mmHg 以下
拡張期	84 mmHg 以下

尿酸値

2.1～7.0 mg／dL

※基準値は検査機関によって異なります。

要は、生活習慣病に関連する項目ですね。生活習慣病の定義や範囲はきっちり決まっているわけではありませんが、「食習慣、運動習慣、休養、喫煙、飲酒等の生活習慣が、その発症・進行に関与する疾患群」といわれています。

では次の項目から、この5分類をそれぞれ詳しく見ていきましょう。

POINT

- 健康診断の数値は、明らかに病気になった状態ではじめて「異常」と出るもの
- 数値はあくまで目安。正常＝安心でもなければ、異常＝治療が必要とも限らない

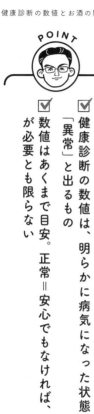

知らない人はいないくらい、代表的なのが「肝臓系」の数値

肝臓系の数値は4項目。特徴を見ていきましょう。

●ALT（GPT）　肝臓の細胞が壊れたときに出てくる酵素。肝臓に最も多いため、この数値が上がると肝障害が疑われます。特に食べすぎや糖質のとりすぎによる脂肪肝はこのALTが高くなる傾向があります。

●AST（GOT）　ALT同様、肝臓の細胞が壊れたときに出てくる酵素。心臓や筋肉にも含まれているため、ASTだけが高い場合は他の病気の可能性もあります。また、ALTよりASTが高い場合は**アルコールによる脂肪肝**の可能性大。脂肪肝に限らず、ASTがALTの2倍以上高い場合は、**アルコール性の肝障害**が起きていると思ってください。

●γ《ガンマ》-GTP　酒飲みの挨拶用語ともいわれるくらい、アルコールとの関係が深い数値。肝臓の細胞の中の小胞体でつくられる酵素で、肝臓の解毒作用に関係しています。アルコールに敏感に反応するため、飲酒の習慣と量に相関関係があります。ちょっと飲んだだけで、まず最初にγ-GTPが上がると思ってください。健康な人は一時的に数値が高くても、一定期間禁酒すれば、約2週間で半分の数値になるといわれています。頻繁に飲んでいる人、大量に飲んでいる人、アルコール性肝障害がある人は明らかに数値が上昇します。また、胆管や胆嚢《たんのう》、膵臓などの病気でも数値が高くなります。男性に比べて女性のほうが低い傾向があり、基準値も低めの設定です。

アルコールで肝臓にダメージが及んでいれば、この3つの数値が連動して軒並み高くなります。γ-GTPはびっくりするくらい上がったりします。ひとつの目安ですが、γ-GTPが100を超えたら確実に「飲みすぎ」です。

ただし、もともと遺伝的に高めの人や、薬の副作用で高くなることはあります。飲酒していなくても高い人がいるのも事実です。

●アルブミン　主に肝臓でつくられるたんぱく質の一種で、基準値を下回ると血液や水分の調整がうまくいかず、筋肉をつくれなくなったりします。これが異常ということは、低栄養状態と考えてください。肝機能が低下するとアルブミンがつくれなくなるため、肝機能障害のひとつの指標ではありますが、他の肝臓系の数値異常とともにこれが低くなるということは、肝臓が相当危険な状態かもしれません。アルブミンが3・5g／dℓ以下の場合は肝硬変や肝臓がんを疑う必要が出てきます。かなり重度の肝機能障害が起きている可能性を示す項目なのです。

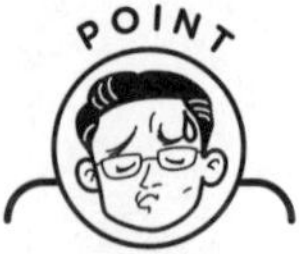

- ☑ γ-GTPは飲酒の量と習慣に直結、飲めば確実にUP
- ☑ ALTよりASTのほうが高いと飲酒が問題に

脂肪肝はあらゆる肝臓の病気の入口⁉

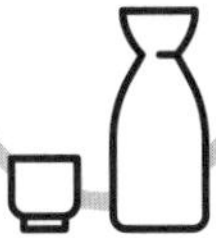

肝臓の病気にはいろいろありますが、アルコールに起因する場合、まずなるのが**脂肪肝**です。医師に脂肪肝といわれたことがある人も多いのではないでしょうか。検査値だけではわからないため、腹部超音波検査で確定診断をします。

ただし、脂肪肝はすべてがお酒によるものとは限りません。アルコール性と非アルコール性の脂肪肝があるからです。例えば、アルコール性脂肪肝だと思ってお酒をやめたけれど、肝臓の数値がよくならない人がいます。こういう場合は、単純に糖質をとりすぎていて、そのせいで中性脂肪が肝臓についていることが多いです。肝臓の数値が悪いからアルコール性脂肪肝とは断言できないわけです。

アルコール性脂肪肝は飲酒をやめれば改善しますが、症状がほとんどないため、改めない人も多いものです。身に覚えのある人（飲酒が習慣の人）は、肝臓に負担がかかっていることを自覚しておきましょう。

このアルコール性脂肪肝が進むと、**アルコール性肝炎**になります。肝臓に炎症が起こり、発熱や腹痛が起こります。肝臓が腫れて膨らむこともあります。本来なら分解できるはずの毒素や老廃物がたまってしまうのです。

炎症が進むと、肝臓の組織内が線維化し、**アルコール性肝線維症**になります。日本では肝炎の症状や所見がなく、この肝線維症が徐々に進行するケースも多いといわれています。こうして肝臓の細胞がどんどん死滅していくと、腹水や黄疸《おうだん》などの症状が出て、**肝硬変**になります。アルブミンが低い場合、もうここまで来ている可能性が高いということですね。肝臓は沈黙の臓器といわれていますが、さすがに肝硬変までくると症状もひどく、**元に戻りにくい「焼け野原状態」**です。

さらに、肝炎ウイルスや喫煙、肥満や糖尿病など他の要素も加わると、**肝臓がん**へと進むケースもあります。

お酒をやめれば改善するというのは脂肪肝まで。肝炎も飲酒習慣を厳格に改善すればぎりぎり健康な状態に戻れますが、それ以上進むと元の状態に戻すのが難しくなります。

これらのアルコール性肝障害は、5年以上にわたる過剰な飲酒が主な要因と考えられています。[*19] 過剰な飲酒とは、アルコールを1日60g以上、女性や遺伝的にお酒に弱い人であれば、1日40g以上です。ではアルコール60gというと……ビールなら中ジョッキ3杯、日本酒なら3合、ワインならグラス4杯半。「それくらい飲んでるなあ」と身に覚えのある酒飲みの方、要注意です。

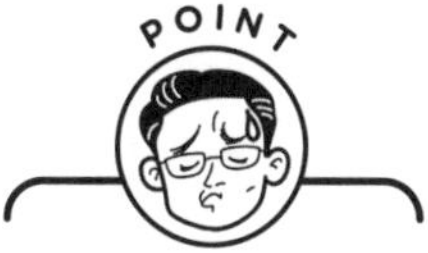

- ☑ 飲みすぎが原因で脂肪肝→肝炎→肝線維症→肝硬変、そして肝臓がんへ進行する
- ☑ 飲酒習慣の改善で元の状態に戻れるのは脂肪肝、いっても肝炎まで。それでもお酒をやめられない？

脂質代謝、なんといっても中性脂肪がお酒と直結

血液中の脂肪分、つまり脂質が増えると、何が問題かというと、動脈硬化へまっしぐらだからです。この動脈硬化が心臓で起これば心筋梗塞、脳で起これば脳梗塞、大きな動脈で起これば大動脈瘤破裂など、命にかかわる病気に進行しやすくなります。

脂質代謝の項目は、酒飲みならばおそらくもうおなじみですね。

●総コレステロール　血液中の重要な脂質で、細胞や血管、ホルモンや胆汁酸《たんじゅうさん》などの原料となります。総コレステロールとは、後述するＬＤＬ・ＨＤＬ・中性脂肪の数値から算出される、血液中のコレステロールの総量です。

●ＬＤＬ　肝臓でつくられたコレステロールを全身に運ぶ役割があります。これ

が多いと動脈硬化を引き起こすため、悪玉コレステロールと呼ばれます。

●HDL　増えすぎたコレステロールを回収したり、血管内にたまったコレステロールを取り除いて、肝臓に戻す働きがあります。動脈硬化の予防という観点から善玉コレステロールと呼ばれます。

49ページでもふれていますが、赤ワインにはHDLを増やしてくれる効果があります。動脈硬化予防にいいといえそうですが、「適量飲酒」の条件付きであることを覚えておきましょう。

●中性脂肪　「トリグリセリド」とも呼ばれます。文字通り血液中の脂肪で、必要なエネルギーを全身に送ったり、脂肪細胞に貯蔵する役割を果たしています。内臓にたまれば内臓脂肪、肝臓にたまると脂肪肝になるわけです。

また、中性脂肪は脂肪分のとりすぎが原因で上がると思われがちですが、糖質のとりすぎでも上がります。そしてお酒を飲みすぎると、確実に上がります。

よく食べる人、よく飲む人は中性脂肪が上がります。肥満の原因にも直結しますね。

ただし、中性脂肪が高い人は太っている、というわけではありません。中性脂肪が高く、脂肪肝であってもスリムな人はいます。内臓脂肪が非常に多くても、やせている人もいます。

結局太っている人は皮下脂肪が多いのだと思います。ちなみに日本人は「太っていないけれど病気の人が多い」といわれています。

POINT

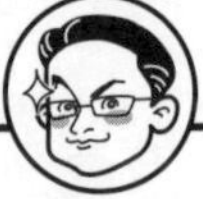

- ☑ 血液中の脂質が増えると動脈硬化を引き起こす可能性も。ただし適量飲酒ならばＨＤＬが増えて、動脈硬化を防ぐ
- ☑ 中性脂肪はお酒を飲めば確実に上がる。脂質だけでなく糖質をとりすぎても上がり、脂肪として蓄積される

昔に比べてお酒が強くなった人は中性脂肪が上がりやすい⁉

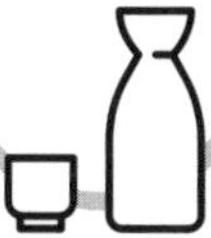

もともとは弱かったけれど、経験を積んである程度飲めるようになった、俗に「鍛えられた」人。このタイプの人は、中性脂肪が上がりやすいそうです。

これは「CYP2E1（シップツーイーワン）」という酵素が増えるからと考えられています。アルコール代謝経路のひとつ「MEOS」（101ページ）の酵素の一種であるCYP2E1は、アルコールを分解する作用があります。これにはお酒を習慣的に飲むと増えて、控えると減るという特性があります。

ところが、CYP2E1には中性脂肪の分解を阻害する作用もあることがわかりました。アルコールを分解しやすくなるのでお酒に強くなっていくものの、反対に中性脂肪は分解されず、数値が高くなってしまうそうです。

もともとお酒を飲める人はMEOSに頼らなくてもアルコールを分解できますから、CYP2E1も増えません。逆に、弱くて飲めなかったけれど飲めるようになったという人は、MEOSの活性化に伴い、CYP2E1も増え、中性脂肪が上がりやすいということなのです。生まれながらの酒豪や無類のうわばみよりも、経験で鍛えて飲めるようになった酒飲みのほうが、中性脂肪が上がり、動脈硬化のリスクも高くなる可能性がある……皮肉な話ですね。

とはいえ、忘れちゃいけないのは、お酒を飲めば中性脂肪は誰でも上がる、という点です。どんなに強くて酔わない人でも、公平に中性脂肪は上がりますから、そこはおさえておきたいものです。

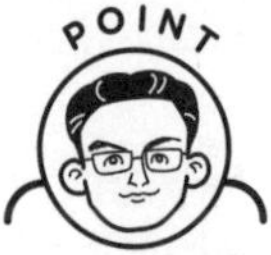

☑ もともとお酒に弱かったが、飲むうちに強くなった人は、中性脂肪が分解されにくく上がりやすいという皮肉も

血糖値はお酒で上がらない？

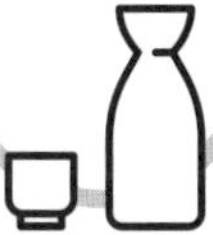

「糖尿のケがあるから」とお酒を控えている人や、飲む種類を限定している人がいます。もちろん飲みすぎはNGですが、実際にはどうなのでしょうか。

意外と知られていないのは、基本的に「アルコールそのものはブドウ糖に変化しないので、血糖値は上がらない」ということです。もちろん一時的には上がるのですが、これはアルコールが入ると、肝臓の中のグリコーゲンがブドウ糖に分解されるからで、時間とともに自然と正常値に戻ります。

アルコール自体は食事に比べれば糖質は少なめ（58ページの表参照）ですから、糖尿病と診断されていない人はそこまで神経質にならなくてもいいでしょう。

糖尿病と診断されている人も、実際には生活の制限がたくさんあって「あれもこれもダメ」となるとストレスになりますから、そういう人には日本酒よりは焼酎やウイスキーを選ぶなど、選択肢を提案するようにしています。

もうひとつ、糖代謝の項目に**HbA1c**があります。これは赤血球の中で、ヘモグロビンにグルコース（血糖）が結合したものです。この量を調べることで、過去2か月の血糖値の平均値がわかります。アルコールとはあまり相関関係がないと考えていいでしょう。

そして、適量の飲酒（純アルコール量1日20g以下）は糖尿病予防にも効果的といわれています。他の検査数値もすべて正常で、動脈硬化などのリスクもなければ、血糖値はあまり心配しなくてもいいと思います。

POINT

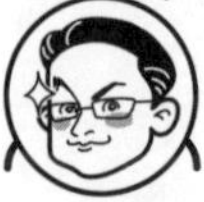

☑ アルコールは基本的に血糖値を上げない

「〆のラーメン」が食べたくなる本当の理由

　逆に、糖代謝でアルコールとの関連が心配なのは**低血糖**のほうです。**「アルコール性低血糖」**です。お酒を飲むと、体内にアルコールとアセトアルデヒドが増えていき、肝臓は一生懸命そっちを分解しようとしますよね。すると、肝臓はグリコーゲンからブドウ糖をつくり出すことよりも、アルコールの分解を優先し、血糖値が下がってしまうのです。

　食事をしながらお酒を飲んでいれば、血糖値も上がるのですが、お酒が入るとまったく食べなくなる人は要注意です。体内の糖分が増えていかず、低血糖症状が起こります。ひどい場合は昏睡状態に陥ることもあるのですが、お酒を飲んでいるためにまわりの人は「酔って眠くなってしまったんだ」と勘違いして、放置されてしまう危険性も。眠気や生あくびが出る、顔が青白くなる、汗をかくなどの症状は、低血糖からきていることもあるのです。

そこまで重篤ではなくても、アルコールによる軽い低血糖状態は意外とみなさん経験しているはずです。飲んだあと、妙に麺類やおにぎりを食べたくなったことはありませんか。炭水化物を欲するというのは、軽い低血糖状態である証拠です。おなかがすいているわけでもないのに、〆にラーメンを食べたくなるのは、体内にブドウ糖が足りていない低血糖状態が考えられます。飲んだあと、甘い物が食べたくなって、コンビニスイーツを買ってしまう人も低血糖状態かもしれません。

ただし、アルコールで前頭葉が麻痺していますから、理性を失っているだけという可能性もあります。「こんな時間だけど、酔っぱらったついでに好きなものを思いっきり食べちゃえ！」とリミッターが外れて、暴走しているだけかもしれませんね。

ちなみに、米国心臓協会のある研究[*20]では、お酒を飲むとき「食事をとらずにお酒だけを飲む」グループと「食事をしながら飲む」グループを比べたら、後者のほうが糖尿病の発症率が14％低かったといいます。

飲みすぎと食べすぎはよくありませんが、やはりお酒を飲むときは食事もしっかりとりながら、楽しむことが大切なのだとわかりますね。

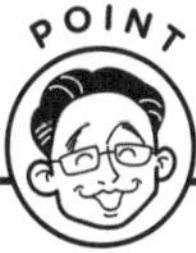

- ☑ 意外と危ないアルコール性低血糖。「〆にラーメン派」は低血糖が起きている可能性も
- ☑ 食べずに飲む人は糖尿病の発症率が14％上がるという説も！

お酒を飲むと血圧は下がる？それとも上がる？

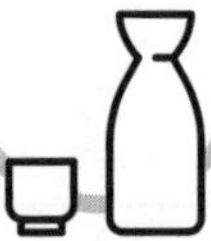

血圧が高めの人は気になるところでしょう。まず、アルコールには血管を拡張する効果があり、飲めば血圧は一時的に下がります。

ただし、塩分の強いおつまみを食べれば、血圧は上がります。だいたい酒の肴というのはしょっぱいものが多く、結果的には血圧を上げてしまうわけです。例えば、ハムやソーセージ、ベーコン、ビーフジャーキーなどの加工肉は、思っている以上に塩分が多いものです。飲んで食べていれば、血圧が下がる効果も相殺《そうさい》されると思っておきましょう。

また、飲みすぎたり、適量を超える飲酒を継続していれば、一過性ではなく常に血圧が高めになります。

日本高血圧学会のガイドラインとしては、飲酒を**男性は1日20～30mℓ以下、女性は1日10～20mℓ以下（アルコール換算）**に控えることを推奨しています。結局は、適量飲酒というわけですね。

血圧が問題になるのは、すでに高血圧と診断されて、降圧薬を飲んでいる人の飲酒です。夜にお酒を飲んで血圧が一時的に下がっているうえに、さらに降圧薬をのんで、血圧が下がりすぎてしまうこともよくあります。「お酒が一時的に血圧を下げる」事実を知っておいてください。

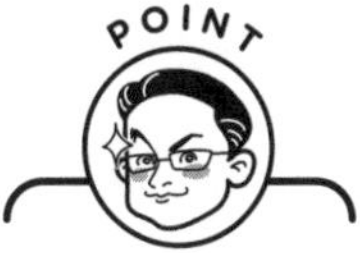

- ☑ お酒を飲むと血圧は一時的に下がるが、塩分の多いおつまみを一緒に食べることでチャラに
- ☑ 大量飲酒・継続的飲酒はやがてホンモノの高血圧に

激痛の元・尿酸値は いうまでもなくお酒で上がる！

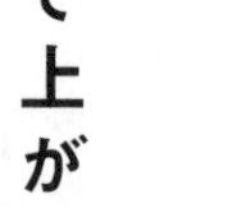

尿酸値が基準値よりも高いのは、プリン体が肝臓で分解されてできる尿酸が過剰につくられているか、あるいは尿への排泄がうまくいかずに血中濃度が上がってしまう状態です。日本人は後者のほうが多いそうです。7mg／dℓ以上が高尿酸血症と診断されます。

尿酸値が高い状態が続くと、尿酸塩の結晶が体内にたまって、関節に激痛を起こす痛風や腹部に痛みが走る尿路結石症を引き起こします。経験した人は七転八倒の痛みを涙ながらに語りますよね。ある程度治療法が確立されているため、合併症（高血圧や腎障害など）がなければ、そんなに心配な病気ではありません。

尿酸値はアルコールで確実に上がりますし、もともと高めの人はプリン体の多いビールを多飲するのは避けたほうがいいでしょう。ただし、食事のほうが尿酸値を上げる要因としては大きいといえます。特に、レバーなどの臓物系や魚卵類、甲殻類、珍味系など、酒好きが好みそうな食材にプリン体は多く含まれています。もし尿酸値が気になるのであれば、おつまみで工夫するのが先決です。

実は尿酸値に関しては明らかに性差があり、男性のほうが高くなりやすいのです。これは女性ホルモンに秘密があります。女性ホルモンのエストロゲンには腎臓から尿酸の排泄を促す作用があるため、尿酸値が上がりにくいのです。

ほとんどの痛風患者は男性で、女性はまれです。エストロゲンが減少する閉経以降に尿酸値が高くなる女性がいるものの、患者の割合としては1割以下です。

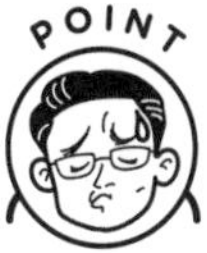

☑ **アルコールでも尿酸値は上がるが、おつまみのほうが影響大**

男性に限ってはアルコールで腎機能が落ちる？

アルコールと関連する5つの項目を見てきましたが、この他に腎機能の項目はチェックしてもよいかもしれません。

健康診断の血液検査では、腎機能の状態を見る**「クレアチニン」**と**「eGFR（推定糸球体ろ過量）」**という項目があります。クレアチニンの基準値は男性1・00mg／dℓ以下、女性0・70mg／dℓ以下、eGFRの基準値は60mℓ／min／1・73㎡以上です。

クレアチニンは基準値より高い場合、eGFRは基準値より低い場合に腎機能の低下が疑われます。eGFRはクレアチニンの数値と年齢から計算した結果で、軽度の腎機能低下を検出しやすいものです。

そもそも腎臓はアルコールによる明確な影響はないといわれることが多かったのですが、大阪大学が30万人を対象に調べた研究[*21]では、1日にアルコール60g以上を飲むと、男性に限って腎機能が落ちるとのことです。

ただ、面白いのは1日にアルコール20gくらいであれば、腎機能は低下しないということ。まったくお酒を飲まない人と比べても、です。つまり、適量飲酒なら腎機能は守られるということですね。アルコール20gというと、ビールならロング缶1本、日本酒なら1合、ワインならグラス2杯弱……毎日、この量でとどめられるなら、あなたの腎機能は守られます。

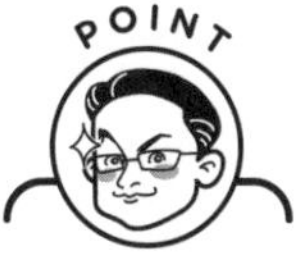

☑ 飲みすぎの男性は腎機能が落ちる可能性が高い

☑ 逆に適量飲酒なら腎機能は低下しない

酒飲みが覚えておきたい危険水域は？

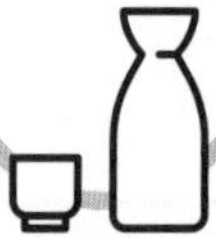

酒飲みでアルコールの悪影響が出ていないか、指標として重要視する項目は、

①γ-GTP　②ALT　③AST　④中性脂肪　⑤尿酸値

の5つです。もちろん個人差もありますが、たいていの酒飲みはこれらが連動して異常値になります。つまりこれらの数値で酒飲みと特定できるわけですね。

特に、**γ-GTPと中性脂肪と尿酸値**はお酒を飲めば確実に上がります。中性脂肪や尿酸値は食事の影響も大きいので、肝臓系にしぼって見ていきましょう。

まず敏感な**γ-GTP**が上がり、実際に肝臓の細胞にダメージが及ぶと、**ALTとAST**が上がります。ざっくりした目安ではありますが、

「γ-GTP・ALT・ASTが100以上は脂肪肝や肝炎の疑いあり」

というところです。これは「90だから大丈夫」という話ではありませんよ。

これがお酒のせいで上がっているかは、禁酒して再検査すればわかります。飲酒が要因とわかれば、「お酒をやめましょう」という指導になるわけです。

肝臓に関しては、基本的に「禁酒」「生活習慣の改善」しかありません。もちろん、肝臓の細胞を守る薬もあるにはありますが、効く人と効かない人がいて、残念ながら万能ではありません。そもそも薬自体も作用を発揮するためには肝臓を働かせることになりますから、薬の治療が最善とはいいがたいわけです。

肝臓系の数値は何よりもまず飲酒習慣や食習慣を見直すことが先決です。

POINT

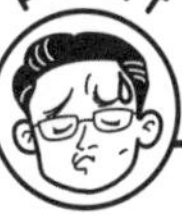

- ☑ γ-GTP・ALT・AST・中性脂肪・尿酸値、これらが基準値よりも高ければ「飲みすぎ」の可能性大
- ☑ 肝臓系の御三家が100以上の人は脂肪肝や肝炎の疑いあり

健診前日、飲酒と食事を制限すべきか

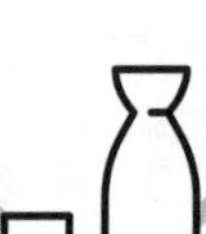

「明日は朝から健康診断だから、今日は酒をやめとくわ」

というセリフ、よく聞きますよね。健診でひっかかったら面倒だから、ちょっとでも数値を正常化しておきたいという気持ちがそうさせるのでしょう。そもそも健診の前日の夜から食事と飲酒は禁止されています。これはなぜでしょうか。

アルコールや食事は血糖値や中性脂肪、尿酸値に直結するからです。前日夜に飲んだり食べたりしたものは、健診当日の数値に明白に表れます。前日の食事に左右されない、本来の数値を調べるために制限するわけですね。

でも、そこにちょっと疑問はあります。毎日飲んでいる酒飲みの人は、いつも通り飲んだほうが「素の自分の体」を知ることができると思うんです。一時しのぎで生活を変えたとしてもあまり意味がないし、悪い結果を目の当たりにしたほうが生活習慣を変えるきっかけになるかもしれませんよね。

個人的には素の状態で受けたほうが、結果的には健康意識が高まるのではないかと考えています。仕事が忙しい人にとっては、要再検査となってまた検査を受けなくていけない煩わしさを避けたいというのはわからなくもないのですが……。

飲酒や食事を制限した数値は、かりそめの数値ともいえるのです。

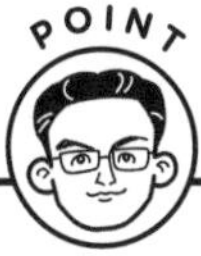

- ☑ 血糖値、中性脂肪、尿酸値などは前日の飲酒と食事に影響されるから、健診前に制限される
- ☑ 制限した状態＝普段の体の状態ではなくなるので、その場しのぎの数値とも考えられる

肝臓系は前日の制限も意味なし⁉

例えば、アルコールに敏感なγ-GTPを下げたい場合、はたして前日だけ禁酒すればいいのでしょうか。実は、γ-GTPはお酒をやめて2週間ぐらいしたら半分に減るといわれています。健診までにちょっとでも下げたいと思ったら、少なくとも2週間前からお酒をやめないといけません。付け焼き刃ではダメです。

これを酒飲みの人に話すと、こう返ってきます。

「2週間やめたら半分に下がるってことは、2週間に1回のペースで好きなだけ飲んでも、半減した状態がキープできるってことですね」

発想が「とにかく飲みたい」「なんとかして飲みたい」から始まっているのがよくわかります。具体的に見ていきましょう。

γ-GTPが80の人が、禁酒して2週間後に半減して40になったとします。でも、その2週間後に飲みすぎたら、80を超える可能性もあるわけです。そもそも酒飲みの人が2週間も我慢していたら、歯止めがきかずに飲みすぎるのは必至です。たとえ半減したとしても、飲みすぎで急上昇すれば2週間前より高くなります。要するに元には戻らないということです。

「じゃあとにかく長期間禁酒しないとダメなの?」と堂々巡りになってしまいますが、肝は「飲みすぎない」こと。酒飲みにとっては到底満足がいかない量かもしれませんが、結局は「適量飲酒」に帰結するわけです。

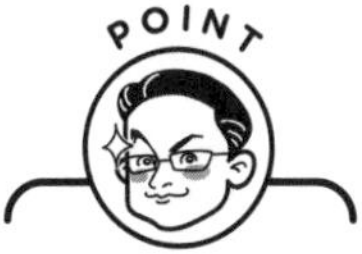

- ☑ γ-GTPを下げたいなら2週間断酒
- ☑ 2週間の断酒で半減するものの、飲みすぎれば元の木阿弥《もくあみ》。ここでも「適量飲酒」がものをいう

「遺伝だから、体質だから」は言い訳にすぎない？

健康診断の数値に関して、これまたよく聞くセリフがあります。

「うちは家系的に高いからしかたない」

「親もそうだから下げようがない」

確かに、両親や親族に同じような数値異常が見られる、遺伝的な特性として、「家族性高コレステロール血症」や「家族性脂質異常症」などがあります。高血圧も家族性の要因が60％あるといわれています。

普段の生活で特に体に悪いことをしていないのに、健康診断で毎回ひっかかる場合は、遺伝の可能性は十分にあります。

ただし、逆に考えれば、家族全員が大酒飲みなど、揃って生活習慣が悪ければ、遺伝とはいえませんよね。このあたりが酒飲みの言い訳に使われているフシもあります。不摂生な生活習慣を送っている自覚のある人は、遺伝といえば、ちょっと罪悪感が減る気がするのかもしれません。

たまに、こんな患者さんがいます。

「私はお酒も飲まないし、食事もすごく気をつけて頑張っているのに、数値がまったく下がらない……」

と自分を責めてしまう人。異常な数値が改善されないことのストレスで、メンタルに悪影響を及ぼすこともあるのです。そういうときは、

「あなたのせいではありませんよ。遺伝的なものですからあまり気にしないでください」

とお伝えするようにしています。

逆に、明らかに酒飲みだったり、普段から不摂生だとわかるような人が、冒頭のような遺伝の話をもちだした場合には、

「これは遺伝ではありませんね。生活習慣を変えましょう」

とお話しします。あるいは一定期間禁酒をしてもらって、再検査したときに数値が下がっていれば「単純にお酒の飲みすぎですね」となるわけです。

どういう言葉をかけるとその人の体が改善に向かうか、キャラクターを考慮するようにしています。

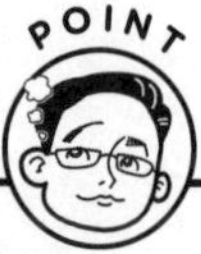

- ☑ 数値が異常という場合、遺伝のケースも確かにあるが、家族全員が不摂生というケースも?
- ☑ 数値にとらわれすぎるとストレスに。キャラに合わせて改善の道を探る

健康診断を定期的に受ける意義

勤め先の健保が実施する健診や、自営業の人が受ける自治体の健診、より精密な検査を組み合わせた人間ドックなど、健康診断の中身や検査項目はそれぞれ異なります。企業や自治体によっても多少異なるようです。

健診に対する考え方は人それぞれで、「健診で異常が見つかるのが怖いから行きたくない」という人は一定数います。「自分は病気にならない」と根拠のない自信で受けない人もいます。

体調が悪くなって受診したときに、「人生で1回も健診を受けたことがない」という人も結構います。主婦と自営業の方に多いですね。自営業の人は「自分が倒れたら終わりだ」という不安から、自治体の健診などを受けるようになりましたが、問題は専業主婦。チャンスがないのか、ハードルが高いのか、思った以上に健診を受けたことがない人が多い印象があります。

また、「健診なんてスクリーニングだから受けても意味がない」という人もいます。スクリーニングとは「ふるいわけ」という意味で、「症状が出ていない人の病気を見つける」のが目的とされています。健診ですべてがわかるわけではないから、意味がないと思う人もいるのでしょう。健診の血液検査だけではがんはわかりませんし、疑いのある数値が出たらかなり進行しているということになります。

例えば、健診で受ける「胃のバリウム検査」はよくやり玉に上がります。げっぷしないよう我慢しながらまずいバリウムを飲んで、さらに便秘気味の人はおなかが張って苦しい思いをします。しかも放射線の被ばくもある。画像診断で異常が見つかったら、結局は胃カメラ検査を受けなければいけません。

ただ、意味がないわけではありません。バリウム検査が胃カメラに勝るのは、進行が早いことで有名な「スキルス胃がん」の診断です。胃カメラで見てもわかりにくいものが、バリウム検査で見ると胃がガチガチに硬くなっていることが一目瞭然なのです。

健診の検査には一長一短があり、わかる情報には限界もありますが、一概に「意味がない」とはいい切れません。少なくとも、酒飲みは血液検査の5項目（γ-GTP、ALT、AST、中性脂肪、尿酸値）で肝臓のダメージや血管の詰まりやすさなどが、ある程度見えてくるはずです。毎年受けていれば、自分の体のいいところも悪いところも含めた特徴がつかめるようになると思います。少なくとも40歳以上の人はぜひ毎年受けてほしいものです。

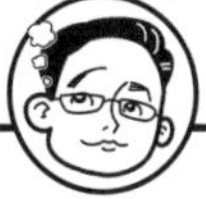

POINT

- ☑ 健康診断の検査に意味がないとはいい切れない。酒飲みが気になる肝臓・血管の状態はある程度わかることも
- ☑ 40歳をすぎたら年に1回健診を

column

体重を７％減らせば脂肪肝は改善する!?

健康診断で「脂肪肝です」といわれたら、どうしますか？あきらかにお酒を飲みすぎている人はアルコール性脂肪肝の疑いがあり、禁酒をすすめられます。禁酒で数値は改善します。

ただ、お酒をほとんど飲まない人でも脂肪肝になることがあります。非アルコール性脂肪性肝疾患「NAFLD（nonalcoholic fatty liver disease）」と呼ばれ、お酒が原因ではない脂肪肝の総称です。また、これが肝炎や肝硬変に進行した状態を「NASH（nonalcoholic steato-hepatitis）」といいます。

日本消化器病学会・日本肝臓学会のガイドライン[*45]では、特に肥満を伴う非アルコール性脂肪肝の場合、「体重の減量が症状改善に有効」とされています。

５％の減量　「生活の質」が改善（体調がよくなる）
７％の減量　肝臓への脂肪の沈着率が低下する
10％以上の減量　肝臓の線維化を改善する

そんなにお酒を飲んでいないのに脂肪肝といわれた人、肥満傾向があって脂肪肝といわれた人は、「体重の減量」が効果的だそうです。例えば、体重が60 kgの人は４～６kgの減量で脂肪肝を改善できるというわけです。

脂肪肝はほとんどが無症状で、超音波検査で、あるいは健康診断の数値で肝機能障害が疑われてはじめてわかるものです。放置していれば肝炎から肝硬変へと知らぬ間に進行してしまいます。酒飲みでなくても脂肪肝には要注意です。

4章

酒飲みが注意したい こんな症状・ あんな病気

ちょっとした不調や煩わしい症状が、実は飲酒と関係しているとしたら？　心配いらないものから治療が必要なもの、命を落とす危険性のあるものまで、ここでまとめておさらいしておきましょう。

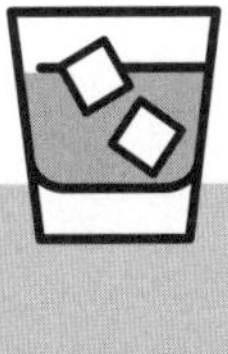

怖いのは「がん」。画像診断が必要

一般的な健康診断の血液検査でわかることには限界があります。その先の検査についてお話ししておきましょう。酒飲みはもちろん、40歳以上の人にはオプションとしておすすめするのが「がん検診」です。

というのも、ＷＨＯが**「飲酒は頭頸部（口腔・咽頭・喉頭）がん・食道がん（扁《へん》平上《へいじょう》皮《ひ》がん）・肝臓がん・大腸がん・女性の乳がんの原因となる」**と認定しているからです。アルコールにもアセトアルデヒドにも発がん性がありますし、特にお酒で顔が赤くなる人（ＡＬＤＨ2低活性型・不活性型）については、アセトアルデヒドが食道と頭頸部のがんの原因となると発表しています。

お酒によるがんが多いのは消化器系なので、超音波や内視鏡検査は受けたほうがいいです。乳がんについてはマンモグラフィーもしくは超音波検査でもいいと思います。がんに関しては、やはり画像診断が必須です。

がん以外にも、アルコール性の脳障害や認知症、心臓血管系の疾患をより詳しく調べるためには、CTやMRI、PETなどの画像診断があります。

CT（コンピュータ断層診断装置）は放射線を使う検査で、おおまかにいえば、体内に固いものがあるかどうかを見つけることができます。詰まって固くなっているところや石灰化した部位を特定できます。検査時間は10分程度と短いのですが、多少の被ばくがあります。胸部大動脈の状態や心臓血管の石灰化、肝臓や胆《たん》嚢《のう》などの消化器系の病変の発見に有効です。

MRI（磁気共鳴画像診断装置）は磁場と電波を使う検査で、血管などのやわらかい部分を映し出すのが得意です。また、正常な組織と病変部の差が明瞭に出ます。ただし、検査が20分～1時間かかること、検査の際に「狭い空間で大きな音が出る」状況になること、体内に磁気に反応する金属があると受けられないことなど条件があります。非常に小さな脳梗塞（ラクナ梗塞）や脳の萎縮度合い、脳血管系の画像を鮮明に撮影できます。

PET（陽電子放出断層撮影）は、がんなどの悪性腫瘍がブドウ糖をえさに増殖する性質を利用した検査です。ブドウ糖の薬剤を注入して、時間をかけて全身を撮影します。薬剤の集まり具合で病変の大きさや進行などがわかるしくみです。ただし、すべてのがんがわかるわけではありません。咽頭や肝臓などアルコールに起因するがんについては感度が低くなります。

もちろんこれらの画像診断は必要に応じて行うものですし、比較的大きな医療機関でないと受けられません。ただ、健康診断で毎回ひっかかっている人や大きな病気が心配な人は、一度受けてみるとよいでしょう。

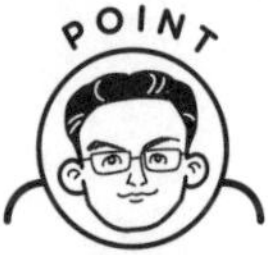

☑ **飲酒が原因でリスクが上がるのは頭頸部（口腔・咽頭・喉頭）がん・食道がん・肝臓がん・大腸がん・女性の乳がん**

血液検査でわかるがんもある？

がんに特化した血液検査でいえば「腫瘍マーカー」があります。アルコールでなりやすいがんでいえば、肝臓がんは「ＡＦＰ」というたんぱく質の数値が上がります。肝臓がんだけでなく、肝炎や肝硬変でも数値が上がります。大腸がんは「ＣＥＡ」、食道がん（扁平上皮がん）は「ＳＣＣ」などの数値が特異的に上がります。

ただし、これらの数値が上がっているから、がんと確定診断されるわけではありません。例えば、アルコールと多少関係のある、膵臓がんの腫瘍マーカー「ＣＡ19-9」は、体の中で何らかの炎症があったり、胆石や糖尿病があると上がってしまい、いわゆる「偽陽性」ということもあります。逆に、数値が上がっていないけれど初期のがんだったという可能性もあるわけです。

腫瘍マーカーはある程度進行したがんを発見する、あるいはがんの治療中に治療効果を確認するためなどに使われている検査でもあります。

最近では超初期のがんに反応するマーカーも登場しました。血液中のアミノ酸濃度から統計的に解析する「アミノインデックス®」です。男性は5種、女性は7種と、複数のがんのリスクを調べることができるそうです。この精度については有効性を疑問視する声もあるようですが、体への負担も少なく、検診を受けるハードルを下げるメリットもあるのではないでしょうか。ただ、超初期のがんが見つかっても、結局は「体にいいことしてくださいね」という話になります。これを機に健康意識を高めたいという人は、利用してみてもよいでしょう。

POINT

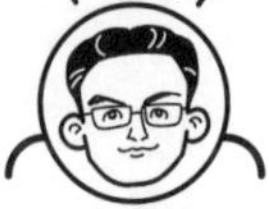

☑ ある程度進行したがんを見つける検査も、超初期のがんのリスクを発見する検査もある。気になる人は試してみては

飲めば飲むほどリスクが上がる脳出血

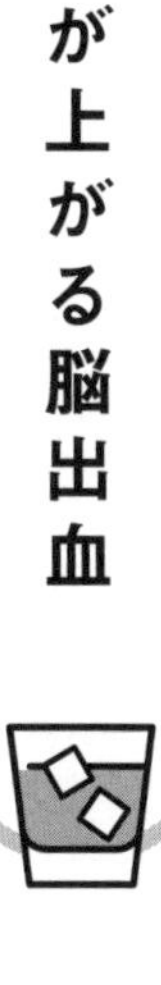

アルコールが脳に与えるダメージは大きいのですが、多少プラスに働くこともあれば、致命的な作用もあって、ひとくくりにできないところです。

脳の血管が詰まる**「脳梗塞」**に関しては、少量の飲酒がリスクを下げるといわれています。これは、アルコールには抗凝固作用があり、要は血液を固まりにくくするからです。また、飲酒すると血管が拡張して一時的に血圧が下がるので、高血圧に起因する脳梗塞に対して予防的に働くという面があるのです。

ただし、逆にいえば出血するリスクは上がるので、**「脳出血」**は飲めば飲むほど直線的にリスクが高まるといわれています。両《もろ》刃《は》の剣というわけです。

次ページのグラフは、日本で行われた大規模かつ長期間の研究[*22]の結果です。ま

飲酒と脳出血・脳梗塞の発症との関係 ＊22

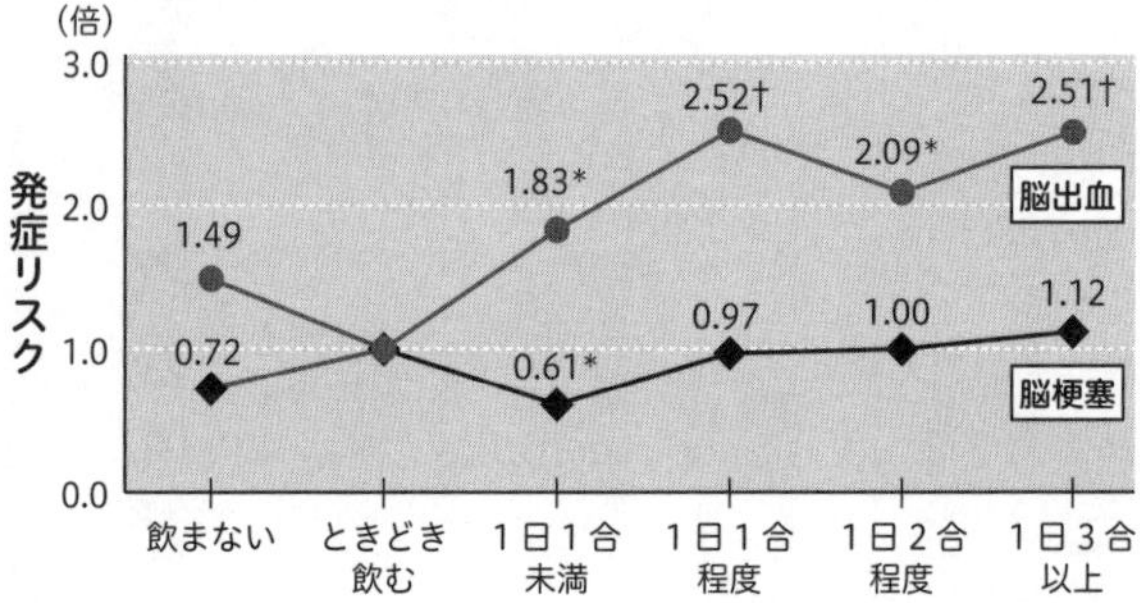

「ときどき飲む」との比較
＊$p<0.05$　†<0.01

ず、１９９０年に40〜59歳の男性約２万人に生活習慣についてのアンケートを取り、その人たちに対して11年間、追跡調査を行って、飲酒と脳卒中（脳出血・脳梗塞）の発症との関連を調べたものです。

日本酒にして、１日平均で１合未満を飲む人は、ときどき飲む（月に１〜３回）人に比べて、脳梗塞の発症率が約４割少ないことがわかります。ただし、１日３合以上飲む人は、逆に発症率が約１割増えています。飲酒が少量であれば、脳梗塞に対しては予防的に働くというものです。

逆に、脳出血のグラフは、飲む量が増

えるにつれて発症率がぐんと上がっていることがわかりますね。1日平均が1合未満であっても、脳出血を起こすリスクはこれだけ高くなってしまうのです。

結論としては、1日平均3合以上のお酒を飲む人は、ときどき飲む人に比べて、1・6倍脳出血や脳梗塞になりやすいと結んでいます。

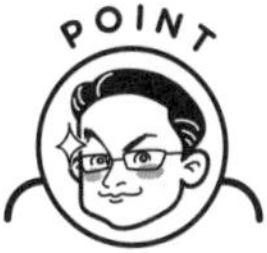

☑ 脳梗塞は適量飲酒に限ってリスクは減るが、脳出血は飲めば飲むほどリスクが上がる

酒好きはやがて認知症へ!?

アルコールで記憶障害や学習障害が起きたり、大量かつ長期的な飲酒で脳の萎縮が起こることはよく知られています。そうなると、酒好きは「認知症」になりやすいと推測できますが、実際にはどうでしょうか。ふたつの研究からひもといてみましょう。

ひとつめはアメリカで、65歳以上の5882人を対象にした研究[*23]です。これは350㎖のビールを1本として、まったく飲まなかった人と1週間に1～6本飲んだ人を比べたところ、後者のほうが認知症の発症率が低かったというデータです。要するに「1日1本弱のビールだったら、ボケないよ」ということです。

少量のアルコールは認知症のリスクを下げるという論文でしたが、JAMAと

大量飲酒は認知症リスクを上げる　＊24

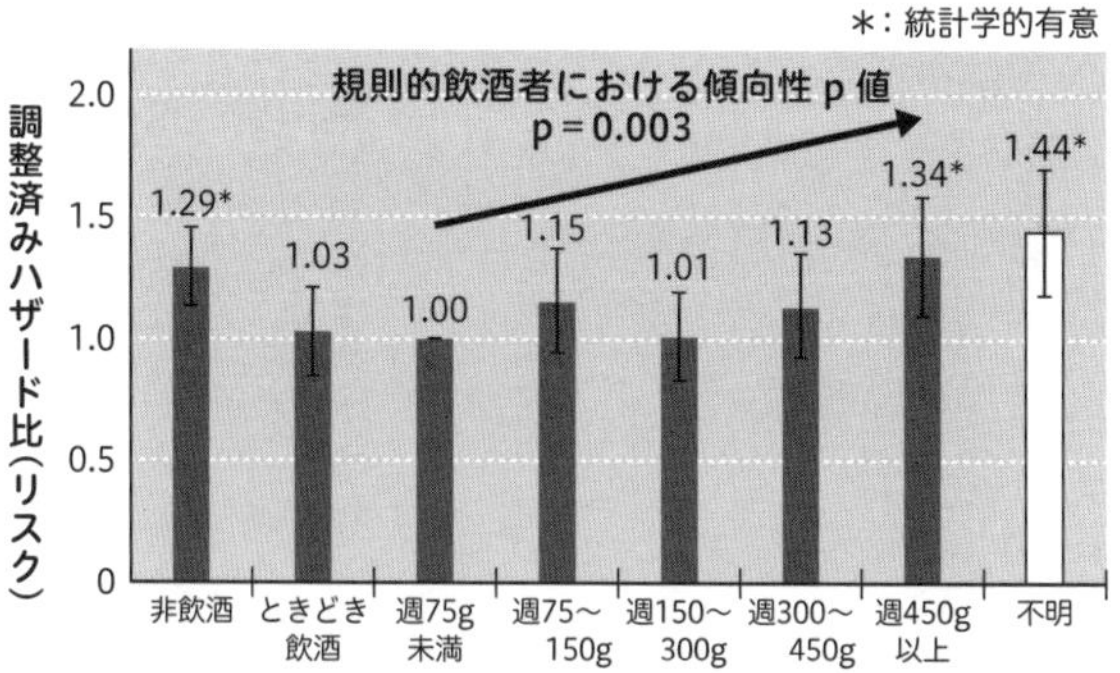

いう有名な医学雑誌に載っているので、信頼性が高いといえます。

もうひとつは、日本の論文[＊24]です。45歳〜74歳の４万３０００人を対象に追跡調査したもので、飲酒パターンと認知症のリスクの関係を表しています（上のグラフ）。

これによると、お酒をまったく飲まない人と週にアルコール４５０g以上飲む人は、週に75g未満の「少量飲酒」の人に比べて、認知症のリスクが明らかに高くなったということです。また、週１回以上飲んでいる人（規則的飲酒）では飲酒量が多くなればなるほど認知症のリスクが上がったそうです。

週にアルコール75g未満ということは、ビールならロング缶3・5本、日本酒で3合半、ワインはグラス約7杯ぐらいです。1日に換算すれば、ほどほどというよりは少量飲酒ですね。

少量飲酒であればボケ予防に、逆に適量で抑えきれない酒飲みはボケやすい、という話です。

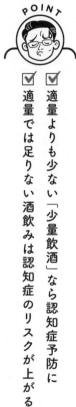

☑ 適量よりも少ない「少量飲酒」なら認知症予防に

☑ 適量では足りない酒飲みは認知症のリスクが上がる

脈が乱れる「不整脈」、心筋がダメージを受ける「心筋症」

適量飲酒は動脈硬化が要因で起こる虚血性心疾患（狭心症や心筋梗塞）を予防するといわれますが、それ以外の心臓の病気についてはどうでしょうか。

実は、飲酒は**「心房細動」**を起こしやすくなります。これは文字通り、心臓の心房という部分が細かく速く動く状態で、いろいろなパターンがある**「不整脈」**の一種です。不整脈は、規則的に打つはずの脈が乱れる状態。脈が少なくなるとめまいや息切れが、脈が多いと動悸や息切れ、胸の痛みなども起こり、失神する人もいます。心房細動は脈が不規則になり、バラバラに乱れます。

最も怖いのは、心房細動によってできた血栓が脳の血管で詰まって、脳梗塞を起こすこと。読売ジャイアンツの元監督・長嶋茂雄さんがまさにこれで、心房細動からの脳梗塞だったそうです。

国立循環器病研究センターのある研究では「1日平均で日本酒2合ほどのアルコールを飲み続けると心房細動のリスクは2倍になる」[*25]と報告しています。

また、**「アルコール性心筋症」**という病気もあります。アルコールによって心臓の筋肉の細胞が死んで、機能に障害が起こるというものです。ただしこれを発症するのは、長期間にわたって過剰な飲酒を続けた人に多く、アルコール依存症に併発することが多いようです。

断酒によって改善する可能性もありますが、心臓の筋肉がダメージを受け続けると**「心不全」**を起こしやすく、命を落とす危険性も高くなります。

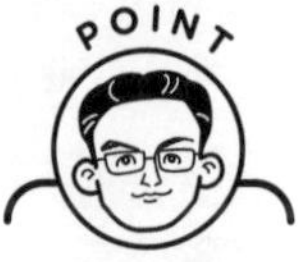

- ☑ 飲酒の影響で、不整脈の中でも心房細動が起こりやすくなる
- ☑ 長期間の過剰飲酒で心筋症になる可能性も

歯周病もお酒のせいだった⁉

重篤な病気の話が続いたせいで、酒飲みは気が滅入ってしまったかもしれませんね。もう少し軽い症状というか、よくある症状について見ていきましょう。加齢が原因かと思いきや、実はアルコールに起因するものも結構あるからです。その最たるものが**「歯周病」**です。

歯周病のリスクについては、あるデータ[*26]があります。お酒を飲むと顔が赤くなる人（ALDH2低活性型・不活性型）は、お酒を飲まない人に比べて4・28倍歯周病のリスクが上がるそうです。

これはお酒で血行がよくなりすぎて、歯周病の小さな炎症が悪化しやすいからではないかという説もありますが、お酒に強い人でも飲めば血行はよくなるので、その機序はよくわかっていません。

歯周病とお酒に関しては、他にも論文があります。アルコール摂取がインプラントをした人の歯周病リスクにどう影響するかという研究[*27]です。なんと、飲酒しなかった人に比べて、軽度のアルコール摂取をした人は歯周病のリスクが47％減少し、適度な飲酒の人は75％も減ったというのです。逆に、**大量に飲んだ人の歯周病リスクは300％**、つまり3倍に跳ね上がっています。

この論文はアメリカのもので、アルコールはアメリカ独自の単位で記載されています。アメリカでは1単位がアルコール約14g、350㎖の缶ビールでいえば1本です。適度な摂取量を1週間で男性は7単位まで、女性は3単位までと定義してあります。飲酒しない・軽度・中等度・大量摂取の4グループで分けていましたが、軽度〜中等度＝適度な飲酒と考えてよいでしょう。

また、動物実験ではありますが、アルコールを摂取したネズミは歯周病になり、すでに歯周病になったネズミはさらに悪化したという研究[*28]もあります。アルコールで歯肉の炎症性細胞が増えたため、歯周病になりやすいそうです。これは、アルコールで発生した活性酸素が原因ではないかと考えられています。

加齢や喫煙が原因と思われがちの歯周病ですが、お酒を飲みすぎてもリスクが高くなるというのが定説になっています。

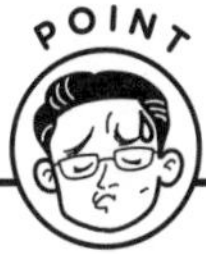

- 飲酒で顔が赤くなる人は歯周病になりやすい
- 適度な飲酒は歯周病のリスクを下げるものの、多量飲酒はリスクが3倍に

お酒を飲んで起こる頭痛や筋肉痛もある！

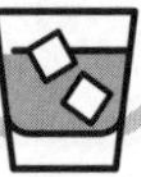

お酒を飲むとズキズキと脈を打つような痛みが出るのは「**アルコール性頭痛**」です。緊張性頭痛や片頭痛とは機序が異なり、血管を拡張させるアセトアルデヒドの影響です。頭の中の血管を拡張させ、神経を圧迫することで頭痛が起こります。また、血管が拡張したときに、血管から水分が漏れて、周辺の組織にむくみをもたらします。これも神経を圧迫して、痛みを引き起こします。

お酒によって足や顔もむくみますが、痛みは引き起こしませんよね。脳内は狭い場所に神経や血管が集中しているため、刺激に敏感なのです。アセトアルデヒドを分解する力が弱い人は、いかに速く外に出すかが大事です。

もうひとつ、お酒を飲むと筋肉痛が起こるという「**アルコール性筋症**」もあります。ただ、症例としては少なく、これが起こるのは多量の飲酒を長年続けているような人で、誰にでも頻繁に起こるようなものではないようです。

アルコールを大量に飲むと、コルチゾールというホルモンが体内に増えていきます。コルチゾールには筋肉を分解する作用があり、筋繊維が破壊されて痛みが起こると考えられています。また、アルコールで尿にミネラルの排泄が促される**「ミネラル不足」**で起こるという説もあり、詳しくはわかっていません。

スポーツや筋トレをしたあとの筋肉痛は、筋肉が再生されるときの痛みで、そのあとで筋肉は増強しますよね。アルコール性筋症はただ単なる筋繊維の破壊なので、やせていくだけです。

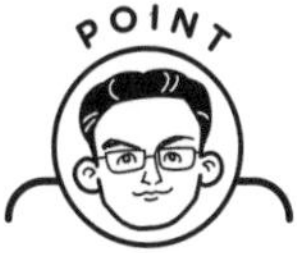

☑ アルコール性頭痛は脳内の血管拡張やむくみが原因で起こる

☑ 筋繊維の破壊で起こる「アルコール性筋症」も

飲んだあとに足がこわばる・つる人は……

筋肉痛ではなく、お酒を飲んだあとに**「筋肉がこわばる」「足がつる」**という人もいます。お酒と関係があるかどうかを考えると微妙ですが、もしかしたらアルコールの利尿作用が影響しているかもしれません。

飲むと尿が頻繁かつ大量に出ますが、その際に、カルシウムやマグネシウム、ナトリウムやカリウムなど、体内のミネラルも一緒に出てしまうからです。

普通にミネラルが足りている人であれば、多少排泄されても問題ないのですが、慢性的に不足している状態だとしたら……**「ミネラル不足」**の症状が出ると考えてもおかしくありません。

筋肉がこわばる、足がつるというのは、特に**「マグネシウムが不足」**していると起こりやすくなります。そもそもマグネシウムには体をゆるめる作用があり、血管を広げたり、筋肉の緊張をゆるめたり、精神をリラックスさせてくれるミネラルです。

こわばったり、つったりする人は、積極的にマグネシウムのサプリメントをとったり、マグネシウム入りの入浴剤（エプソムソルト）を入れたお湯に浸かるといいでしょう。マグネシウムは経皮吸収されるので効果的です。

実は、日本人は慢性的に、というか圧倒的にマグネシウムが足りていません。「カルシウムをとりましょう」とはよくいわれますが、マグネシウムはあまり重視されていません。

カルシウムとマグネシウムはお互いバランスを取り合いながら働く「ブラザーミネラル」。つまり両方を摂取していかないと、体の中でうまく働いてくれません。

カルシウムは筋肉や血管を収縮させ、マグネシウムはゆるめたり、拡張させたりします。本来なら1対1でとるのが理想で、片方だけとってもあまり意味がないのです。

ちなみに「牛乳を飲んでカルシウムを補給しよう」とよくいわれますが、牛乳にはマグネシウムが少なくて、リンが多いので、バランス的にはあまりおすすめしません。

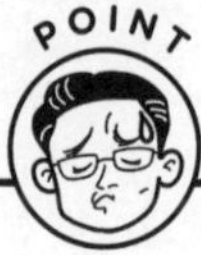

- ☑ アルコールの利尿作用でミネラルが排泄されてしまう
- ☑ そもそも日本人は圧倒的にマグネシウム不足。そこにアルコールの影響が加わり、こわばったりつったりする

ビールを飲むと著しく頻尿になる⁉

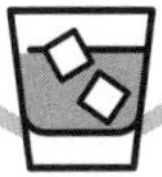

アルコールには利尿作用があるため、**「頻尿」**になりやすくなります。このメカニズムには、**「脳下垂体」**が関係しています。

この脳下垂体は多種多様なホルモンを分泌する部位です。アルコールが脳にたどりつくと、脳下垂体の活動が落ちてしまい、ホルモンの分泌が低下するのです。その中のひとつ、**「バソプレシン」**という抗利尿ホルモンがあります。これは大ざっぱにいえば、尿が出すぎないようコントロールするホルモンです。

尿ができるメカニズムをおさらいしておきましょう。

まず、大量の水分が腎臓まで届きます。腎臓の主な役割は「ろ過」です。体に必要な水分と成分は**「再吸収」**して血液へ戻し、老廃物や毒素は尿として排泄しています。1日約150リットルをろ過するといわれていますが、尿として排泄されるのは1日1・5リットル程度なので、ほとんどの水分が再吸収されることがわかりますね。

抗利尿ホルモンはこの再吸収のときに働いて、尿量を調節しています。アルコールでこの作用が低下すれば、水分がどんどん尿へと排泄されてしまい、頻尿になるというわけです。

トイレへ行く回数が増えるだけだから、と頻尿を甘く見ている人も多いかもしれませんが、水分がどんどん出ていく＝脱水になるリスクがあると思ってください。

ビールを飲むととりわけ頻尿になるという人もいますが、アルコール自体が脳下垂体の活動を低下させるので、これはビールに限ったことではありません。ただし、ビールは他のお酒に比べて水分量がダントツに多いことも関係しているでしょうね。

飲み始めて頻繁にトイレへ行くようになったら、「ああ、今、脳下垂体がやられているんだな」と思ってください。

このアルコールの利尿作用は、さらに**「睡眠障害」**を起こすことも覚えておきましょう。アセトアルデヒドにはもともと覚醒作用があり、寝つきはよくなっても中途覚醒が起こり、結果的に熟睡を妨げて眠りの質を落としてしまいます。さらにお酒を飲みすぎて頻尿になり、尿意で夜中に何度も目が覚めるとなると、睡眠による休息や修復の効果を十分に得ることができなくなります。

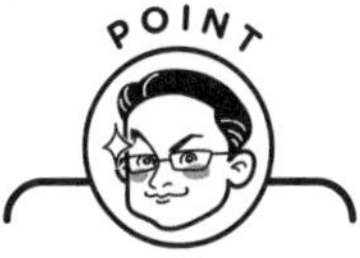

- 頻尿はアルコールで脳下垂体がやられた証拠。水分の再吸収を調節できず、尿として大量に出てしまう
- 水分量の多いビールを飲むことで特に顕著に

お酒でおなかをくだすのは体質か

お酒を飲むとおなかがゆるくなる人、いますよね。これはアルコールによる**「吸収障害」**が起きるから。アルコールを大量に飲むと、膵臓に負担がかかります。膵臓では消化酵素を分泌していますが、この働きを弱めてしまいます。

特に、脂肪を分解する酵素「リパーゼ」の出が悪くなります。つまり、油分がうまく消化吸収されないまま小腸や大腸までいってしまい、下痢を起こしやすくなるのです。お酒を飲んだあとのトイレで、油が水面に浮いていたり、白い塊のようなものが出てきたら、膵臓がやられて、脂肪を吸収できなくなったからです。

逆に、便が水っぽくなるという人は、**「水分や電解質の吸収障害」**が起きています。本来なら、小腸や大腸で吸収されるはずの水分や電解質がそのまま排泄されて、下痢になってしまうのです。この2パターンの吸収障害によって、おなかがゆるくなりやすいのです。ちょっと便秘気味の人は「お酒を飲めば、便通がよくなって便秘も解消！」と思うかもしれませんね。これは大きな間違いです。

ちなみに同じようによくいわれるのは「便通改善には牛乳」という話です。そもそも日本人の7～8割は**「乳糖不耐症」**といわれています。牛乳の中の乳糖を分解する酵素「ラクターゼ」が欠乏しているため、飲むとおなかをくだします。

実は、牛乳に含まれる乳糖や「カゼイン」というたんぱく質は、腸に炎症を起こすことがあるといわれています。その炎症で下痢をしているだけで、決して便通がよくなったわけではないのです。

腸の中で炎症が続くことは大きな弊害をもたらします。炎症が続くと、腸の粘膜に内視鏡でも見えないようなミクロの穴が無数にあく**「リーキーガット症候群」**になります。「リーク」は漏れるという意味、「ガット」は腸です。

腸にミクロの穴があいていると、未消化のものや毒素がその穴を通って体に入っていきます。体はそれを異物と認識してしまい、免疫系統に悪影響を及ぼします。

アトピー性皮膚炎や蕁麻疹《じんましん》、ぜん息などを引き起こしたり、頭痛や倦怠感など原因不明の不調が起きてしまうのです。

アルコールでも牛乳でも、下痢する＝便秘解消と勘違いしてはいけません。結果的には腸の健康、ひいては全身の健康を損なうと知っておいてください。

また、長期かつ多量の飲酒は、消化液の増加や神経過敏を起こして**「大腸ポリープ」**ができやすくなります。アルコールが血行を促進して、肛門付近の血液のうっ滞を起こすと**「痔核《じかく》（要するにイボ痔）」**ができやすく、悪化させるともいわれています。アルコールの罪深さ、計り知れませんね。

☑ アルコールによる吸収障害で油や脂肪を分解できず、水分や電解質も吸収されず下痢を起こしやすくなる

胸焼け、みぞおちが痛くなる、声がかすれるのは逆流性食道炎！

お酒を飲むと、胸焼けする。ムカムカしたり、胃がもたれたり。これはよくあることですが、胸やみぞおちのあたりが痛くなる場合、「逆流性食道炎」が疑われます。また、咳が出たり、のどに違和感を感じたり、声がかすれたりで「あれ、風邪をひいたかな？」と思うような症状が続く場合も、逆流性食道炎かもしれません。

簡単にいえば、胃酸が食道のほうに逆流することで起こる症状です。食道の下部には食道括約筋《しょくどうかつやくきん》があり、キュッと締めて胃酸が上がってこないしくみになっています。ところが、アルコールによって、この**食道括約筋がゆるんでしまう**と隙間が空いて、胃酸が逆流してしまうのです。

もともとアルコール自体が胃の粘膜を刺激します。これによって**普段よりも胃酸がたくさん出ている**うえに、逆流してしまうのでムカムカしたり、炎症が起きて痛みが生じるわけです。症状だけで診断することもありますが、内視鏡で見ると粘膜が荒れて赤くなっているので診断されやすくなりました。

20年前と比べて急増したといわれていますが、内視鏡の技術の進歩や普及も大きいと思います。個人的には、偏《かたよ》った食生活で**「腸内環境が悪い」**人が増えたことも、かかわりがあるのではないかとにらんでいます。

食道と胃の話なのになぜ腸内環境？　と思うかもしれませんね。肉や脂っこいものばかり食べて、食物繊維やビタミン・ミネラルが不足しがちな現代人の腸内環境は、腸内細菌叢のバランスが悪くなっています。善玉菌と悪玉菌と日和見菌《ひよりみきん》のバランスでいえば、悪玉菌が優勢になっているわけです。

悪玉菌が増えると大腸の中はガスが充満してパンパンになります。連動して小腸でもガスがたまり、おなか全体が張った状態になります。これによって、**胃の内圧（体の内側からかかる圧力）が上昇して**、食道括約筋をゆるめてしまうのです。腸内環境の悪さから連鎖する胃の内圧上昇も、逆流性食道炎の原因のひとつです。人間の体は1本の筒、すべてがつながっていると考えれば合点がいくと思います。

では、風邪のような症状はどうして起こるのか。これは主に寝ている状態のときに胃酸が逆流し、のどのほうまで届いて炎症を起こしていることが考えられます。胃酸は強烈な酸ですし、寝ている状態だと逆流した胃酸が水平に広がりやすくなるからです。その結果、のどの粘膜を荒らして、咳や違和感、声のかすれを起こすといわれているのです。

逆流性食道炎の治療は、主に胃酸を抑える薬です。胃酸の量が減れば、逆流する量も減りますから、症状も改善します。ただ、胃酸を抑える薬は割と頻繁かつ安易に処方されることが多く、個人的には問題だなと思っています。

というのも、胃酸は食べ物を消化する役目があり、少ないと消化する力も低下します。あまりに胃酸を抑えすぎると、未消化のものが大腸にいって、腸内環境を悪化させてしまうからです。

逆流性食道炎の治療は胃だけに着目するのではなく、その先の腸についても考慮したほうがいいと思っています。

また逆流性食道炎も長期間ほうっておくと、食道がんになりやすいといわれているので、注意が必要です。

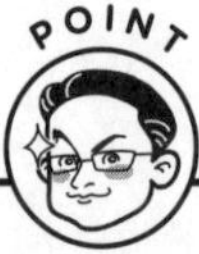

- ☑ アルコールが原因で食道括約筋がゆるんで胃酸が逆流。胃酸が届く部位によっては風邪のような症状も
- ☑ 長期間放置すると食道がんのリスクに

飲酒はホルモンにどう影響する？ 女性は乳がんに注意。男性は睾丸に悪影響

男性ホルモンのテストステロン、女性ホルモンのエストロゲンに対して、アルコールがどう影響するか、見ていきましょう。

まず、テストステロンですが、約95％は睾丸（精巣）でつくられ、残りは副腎でつくられます。適量の飲酒はテストステロンを増やし、飲みすぎると減ることがわかっています。アルコールの作用で睾丸が萎縮し、テストステロンの分泌が低下してしまうそうです。

ちなみにホルモンとは別の話ですが、多量のアルコールは脳神経の活動を抑えるため、勃起障害（ＥＤ）を起こしやすくなります。いずれにせよ、男性の場合は、適量飲酒はメリットに、飲みすぎはダメージになるということです。

一方、女性のほうはやや問題が多いといわれています。エストロゲンは卵巣で分泌されますが、その量は生理を起こすために周期的に変化しています。「生理前に酔いやすい」「生理中は二日酔いになりやすい」など、アルコールの影響が不調に直結するようです。メンタルが落ちているときのお酒はいいことがあまりありませんから、ホルモンの変動で心身が不調のときは深酒をしないことです。

もともとエストロゲンには、アルコールの代謝を抑える作用があります。そのため、男性よりも代謝が遅く、酔いやすい人が多いといわれているのです。ただ、エストロゲンの分泌が止まる50歳以降、つまり閉経後の女性はアルコールの代謝が抑制されなくなり、お酒に強くなるという説もあります。

このからくりは、肝臓で代謝されていたエストロゲンの量が大幅に減れば、肝臓はアルコールの分解に専念することができるようになる、ということです。逆に考えると、閉経後はアルコールによる肝臓への負荷が高まってしまう可能性もあるわけです。お酒には強くなっても、肝臓が悪くなる確率が上がるので、飲みすぎには気をつけましょう。

また、アルコールはさまざまな機序によって、乳がんのリスクを増やすといわれています。ひとつは、アセトアルデヒドや活性酸素など、アルコールで発生した代謝物に発がん性があること。もうひとつは、短期間に多量の飲酒をすると、エストロゲンの血中濃度が上昇し、発がん性物質をため込みやすくなることがあげられます。お酒を飲まない女性と比べると、乳がんを発症するリスクは1・46倍高くなります。[*29]

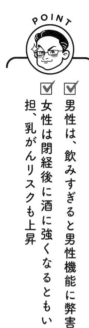

- ☑ 男性は、飲みすぎると男性機能に弊害が
- ☑ 女性は閉経後に酒に強くなるともいわれるが、肝臓には負担、乳がんリスクも上昇

不眠と寝酒とうつ病の密接な関係

飲酒によってリラックスし、気分が晴れたり、ストレスを解消できる人もいますが、逆に、うつ状態に陥ってしまう人もいます。一時的に上向きの気分になったとしても、その反動で、お酒が抜けて酔いがさめたときに、より強い不安や抑うつ状態を招くからです。アルコールは「うつ病」や「不安障害」などメンタルの病気とも関係が深いのです。

その入口やきっかけ、背景はさまざまですが、ひとつ考えられるのは、**「不眠」**であり、**「寝酒」**も関与しているようです。

実は、日本人は寝酒する頻度が高いという疫学研究がいくつもあります。2005年に発表されたのは、世界10か国で日本人を含む、3万5327人を対象にした研究[*30]です。日本では寝酒をする人の割合が30・3％だったそうです。10か国の平均が19・4％なので、日本人は**「寝酒率」**が相当高いといえますね。さらに、睡眠に問題があっても医師に相談する頻度が低いという結果も出ています。

でも、アルコールの中途覚醒作用は結果的に睡眠の質を下げてしまいます。不眠を解消しようと寝酒をして、悪循環に陥ってしまうわけです。飲みすぎで眠れないのか、眠れなくて飲んだ結果が不眠になるのか。飲酒や寝酒による睡眠障害は、病気につながってしまうので想像以上に深刻です。

飲酒とうつ病も切り離せない関係があります。２０１１年に発表された研究[*31]では、うつ病患者７７５人に飲酒問題のスクリーニングテスト（ＷＨＯが作成したＡＵＤＩＴというチェックテスト↓１９２ページ）を実施したところ、40〜50代男性の３割以上が、女性はすべての年代にアルコール問題があったそうです。

このテストでわかるのは、「健康被害の可能性が高い問題飲酒」や「アルコール依存症レベルの問題飲酒」をしているかどうか。健康な人に比べて、うつ病の人は問題のある飲酒習慣が多いということです。

飲酒習慣スクリーニングテスト(AUDIT)

設問ごとに該当する最も近い回答をそれぞれ選び、最後に数字の合計点を出してください。

❶ あなたはアルコール含有飲料をどのくらいの頻度で飲みますか?

0 飲まない
1 1ヶ月に1度程度
2 1ヶ月に2〜4度
3 1週に2〜3度
4 1週に4度程度 □

❷ 飲酒するときには通常どのくらいの量を飲みますか?
(日本酒1合=2ドリンク、ビール大瓶1本=2.5ドリンク、ウイスキー水割りダブル1杯=2ドリンク、焼酎お湯割り1杯=1ドリンク、ワイングラス1杯=1.5ドリンク、梅酒小コップ1杯=1ドリンクとする)

0 0〜2ドリンク
1 3〜4ドリンク
2 5〜6ドリンク
3 7〜9ドリンク
4 10ドリンク以上 □

❸ 1度に6ドリンク以上飲酒することがどのくらいの頻度でありますか?

0 ない
1 1ヶ月に1度未満
2 1ヶ月に1度
3 1週に1度
4 毎日あるいはほとんど毎日 □

❹ 過去1年間に、飲み始めると止められなかったことが、どのくらいの頻度でありましたか?

0 ない
1 1ヶ月に1度未満
2 1ヶ月に1度
3 1週に1度
4 毎日あるいはほとんど毎日 □

❺ 過去1年間に、普通だと行えることを飲酒していたためにできなかったことが、どのくらいの頻度でありましたか?

0 ない
1 1ヶ月に1度未満
2 1ヶ月に1度
3 1週に1度
4 毎日あるいはほとんど毎日 □

❻ 過去1年間に、深酒のあと体調を整えるために、朝迎え酒をせねばならなかったことが、どのくらいの頻度でありましたか?

0 ない
1 1ヶ月に1度未満
2 1ヶ月に1度
3 1週に1度
4 毎日あるいはほとんど毎日 □

❼ 飲酒後に罪悪感・後ろめたさを感じたり、後悔をしたことが、過去1年でどのくらいの頻度でありましたか?

0 ない
1 1ヶ月に1度未満
2 1ヶ月に1度
3 1週に1度
4 毎日あるいはほとんど毎日 □

❽ 飲酒翌朝に夕べの行動を思い出せなかったことが、過去1年でどのくらいの頻度でありましたか?

0 ない
1 1ヶ月に1度未満
2 1ヶ月に1度
3 1週に1度
4 毎日あるいはほとんど毎日 □

❾ あなたの飲酒のために、あなた自身かほかの誰かがけがをしたことがありますか?

0 ない
2 あるが、過去1年にはなし
4 過去1年間にあり □

❿ 肉親や親戚・友人・医師あるいはほかの健康管理に携わる人が、あなたの飲酒について心配したり、飲酒量を減らすようにすすめたりしたことがありますか?

0 ない
2 あるが、過去1年にはなし
4 過去1年間にあり □

合計 □ 点

判定法

●合計点が0～9の人は【危険の少ない飲酒　青信号】

今のところ危険の少ない飲み方です。今後の飲酒は1日1ドリンクまで。多い日でも2ドリンクは超えないようにし、週に2日は休肝日を心がけましょう。

●合計点が10～19の人は【危険の高い飲酒　黄色信号】

今の飲み方を続けていると、あなたの健康や社会生活に影響が出るおそれがあります。適度な飲酒の目安は1日1ドリンクまで。多い日でも2ドリンクは超えないようにしましょう。ただし、高血圧・糖尿病・脂質異常症・肝機能障害などの生活習慣病がある場合は、飲酒が病状を悪化させるおそれがあります。2週間の禁酒をして、お酒が体に与えた影響を確かめてみましょう。

●合計点が20～40の人は【アルコール依存症の疑い　赤信号】

アルコール依存症の疑いがあるため、節酒では難しく、断酒が必要です。飲酒の悪影響は健康だけでなく、家庭や職場での生活にも及びます。一度、アルコール依存症の専門医にご相談されることをおすすめします。

飲酒が原因でうつ病になるのか、逆にうつ病になったから飲酒してしまうのか。さらにはここに**「アルコール依存症」**も深くかかわってきます。

日本のアルコール依存症の患者数（外来患者数）は平成29年度で10万人*32を超えています。しかもこれは受診した人の数なので、受診していない人を含めると潜在数はもっと多いはずです。また、２０２０年からのコロナ禍を考えると、さらに増加していると推測できます。

そして、世界の多くの国で共通するのは「国内アルコール消費量と男性の自殺死亡率は相関関係がある」ということ。日本でも、アルコール換算で毎日50ｇ以上の飲酒は男性の自殺リスクを高めるといわれています。

大量飲酒がもたらすうつ病も関係していますが、アルコールによる酩酊が心理的視野狭窄《きょうさく》（ひとつの考えにとらわれてしまうこと。死ぬしかないと思い込む等）を悪化させる、と考えられています。

酒飲みのみなさんは「そんなこと知りたくない」「自分には関係ない」と思うでしょう。でも、酒飲みの人の背後にじわじわとアルコール依存症が忍び寄っている事実は、忘れないでください。
ぜひ一度、スクリーニングテストを試してみてください。厳しい判定が出るかもしれませんが、飲酒習慣を見直す指針になるはずです。

POINT

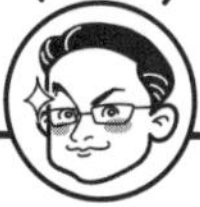

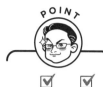

- ☑ 飲酒から始まる不眠・うつ状態。行きつく先にはうつ病やアルコール依存症。耳が痛くても厳しい現実は知っておこう
- ☑ ＷＨＯの飲酒習慣スクリーニングテストで、自身の飲酒習慣を振り返ってみよう

column

「週末だけ運動」でもOK？

酒飲みは、お酒の飲みすぎが体によくないことは重々承知のうえ。ならば「少しでも体にいいことをしておこう」という提案をしましょう。運動不足の解消です。

運動不足は万病のもと。糖尿病も痛風も、脳機能の低下も運動不足が原因となることがあります。では「どれくらい運動したらいいのか」。ひとつの目安となる研究がありました。

アメリカのマサチューセッツ総合病院で運動習慣と心臓血管系疾患の発症リスクの関係を調べた研究[*46]があります。8万9573人を調査したデータなので、信ぴょう性は高いといえますね。

「普段からまったく運動していない人」「週末だけ運動（150分以上の中強度の運動）する人」「普段から運動している人」のグループで、発症する病気のリスクを比べたものです。

運動しない人に比べて、週末だけ運動する人は

心筋梗塞リスク	27％低下
心不全リスク	38％低下
心房細動（不整脈）リスク	22％低下
脳卒中リスク	21％低下

という結果が出たのです。もちろん、普段から運動しているグループはさらにリスクが低下していましたが、週末だけでもこれだけリスクが低下するわけです。忙しい人や酒飲みでも週末だけなら実行可能ですよね？　休肝日は運動不足解消の日、として週に1日だけでも運動することをおすすめします。

5章

気持ちよく楽しく飲むためのヒント&ルーティン

酒飲みの罪悪感や不安はいったん横に置いといて、ここからはいかに心地よく、そして健康的に飲むかを考えていきましょう。思い違いや勘違いをしていることも意外と多いはず。選択肢はたくさんあります。アルコールのダメージをより少なくするために効果的な飲み方を伝授します。

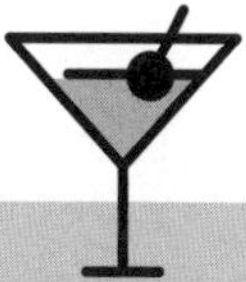

お酒を飲む前に食べておくといいものは？

お酒を飲む前に食べておくといいものがあります。それは「アルコールの吸収をおだやかにしてくれるもの」「肝臓の分解作用を高めてくれるもの」です。以下、飲む前におすすめの食材や健康食品を紹介します。

●良質な脂質　カルパッチョやナッツを

油や脂肪は、胃の中にとどまる時間が長いので、まずはじめに胃に入れておくことでアルコールの吸収をおだやかにしてくれます。例えば、ある実験では、

・ごはん2時間　・ステーキ3時間　・バター12時間

も胃にとどまっていたという結果もありました。脂質の吸収にはこれだけ時間がかかりますし、胃の幽門を締めて小腸にアルコールが一気に入っていかない、

という利点があります。

つまりは、**「唐揚げ」**でもいいのです。居酒屋で「とりあえず唐揚げ」というのも悪くありません。目的はダイエットではなく、お酒のダメージを最小限に抑えることですから、選択肢を広げておきましょう。

ただし、ポイントは「ちょこっと」です。アルコールが急激に体に回ることを防ぐには、ちょっとの脂質で十分です。胃の片隅にひっそりと脂質がいてくれれば、急激に酔いが回るのを防いでくれますから。

とはいえ、中性脂肪を増やす観点からすると、唐揚げはおすすめしづらいので、良質な脂質の最強コラボ**「魚のカルパッチョ」**がいいかもしれません。魚の刺身にオリーブオイルをかけたカルパッチョなら、体にいい「不飽和脂肪酸」がとれます。オリーブオイルの「オレイン酸」、魚の「DHA」や「EPA」なら、体の中で固まりやすい揚げ油や脂肪よりもヘルシーです。

さらに、最も手軽なのは**「ミックスナッツ」**です。脂質が多く、ちょこっとの量でOKです。今日は仕事帰りに飲むぞというときには、コンビニで小袋のナッツ

（できれば素焼きの食塩無添加のもの）を買って、ぽりぽり食べてから行くのもありです。

●たんぱく質でバリアを張る　チーズやヨーグルトを

ダイエットを意識している人は、たんぱく質を胃に入れておきましょう。苦手でなければ、**牛乳やヨーグルト、チーズなどの乳製品**を。アルコールと胃の粘膜の接触を緩和してくれるので、「膜を張っておく」とよくいわれています（実際に膜ができているわけではなさそうです）。飲み会の前にちょっととっておくくらいがベストです。

●胃の粘膜を保護する　お通しにはキャベツやもずくを

キャベツに含まれる「ビタミンU（キャベジン）」には、胃酸の分泌を抑制したり、胃の粘膜を修復してくれる作用があります。

ちなみに、串揚げやとんかつのお店でキャベツを添えることが多いのは、キャベツに消化酵素のジアスターゼが多く含まれるためです。脂っこい食べ物の消化を促進してくれるので、揚げ物＋キャベツの組み合わせとなるわけです。

また、ネバネバした成分も胃の粘膜を保護する作用があります。**山芋や里芋、オクラやモロヘイヤ、なめこ**などの根菜類や野菜などに多く含まれているのが「ペクチン・ガラクタン・マンナン」です。海藻類に豊富なのは「フコイダン」で、**もずくやめかぶ**に多く含まれています。

いずれも、飲む前&食べる前が効果的です。お通しに出ることが多い食材には、胃を守る意味があったわけです。

●肝臓の解毒作用を高める　コンビニでウコン・ヘパリーゼ®を

酒飲みなら誰もが知っている**ウコン（ターメリック）**ですが、「クルクミン」というポリフェノールの一種が含まれています。クルクミンには肝臓の解毒作用を高める効果があり、サプリメントの他、手軽に飲めるドリンクタイプも売られています。

ただし、アセトアルデヒドの排泄促進や二日酔いの軽減に対しては、効果がないという説があります。また、2013年には、もともと肝臓疾患がある人に対して健康被害があったという報告もまとめられました。*33

効果の検証には若干のクエスチョンマークがつきますが、肝臓の数値が正常かつ健康な人が過剰摂取にならない範囲であれば、効能を実感できるのではないでしょうか。

「ヘパリーゼ®」という医薬品や健康食品も、酒飲みの間ではおなじみです。これは消化酵素そのもの。ちなみに「〇〇ーゼ」という名前のつくものはほとんどが酵素です。ヘパリーゼ®には牛や豚の肝臓に消化酵素を加えて分解したものが入っています。お酒を飲む直前に、あるいはお酒を飲み終わった頃にとることで、悪酔いや二日酔いを防ぐことができるそうです。

ウコンもヘパリーゼ®も、すべての人の肝臓に合うかどうかはわかりません。驚くほど効きめがあったという声も、まったく効かなかった、むしろ気持ち悪くなったという声もあるようです。自分の肝臓には何が合うか、試してみるとよいでしょう。

●飲む前にのむ漢方薬　五苓散

「五苓散《ごれいさん》」という漢方薬があります。体の中の水分バランスを整える働きがあって、東洋医学的には「水毒（水滞）」の改善に効果があるそうです。体内の余分な水分を排出するときに、アセトアルデヒドも一緒に排出してくれるといいます。つまり飲酒後のむくみや二日酔いにも効果的なのです。

五とつくのは、沢瀉（タクシャ）、猪苓（チョレイ）、蒼朮（ソウジュツ）、茯苓（ブクリョウ）、桂皮（ケイヒ）の5種類の生薬が入っているからです。食前、お酒を飲む直前にのんでおくといいそうです。

●何よりも大事なのは、空腹時を避けること

ここまで飲む前にとると効果的なものの話をしましたが、それよりも重要なことをひとつ。

「空腹時の飲酒」にはいいことがありません。胃の粘膜にとっても、その先の小腸や肝臓にとっても負担がかかります。胃がからっぽでは、アルコールが猛スピードかつダイレクトに小腸へと向かってしまうからです。酔いが回るのが早く、悪酔いや二日酔いのもとにもなります。

結論をいえば、「なんでもいいから飲む前に食べる!」です。胃に食べ物を少し送り込んでおけば、胃の出口である幽門がしっかり閉じます。事前に胃の消化活動を始めておくこと。

食べることは、飲む前に必要な**「準備運動」**とでも思ってください。

POINT

- ☑ コンビニに売っている手軽な食材や健康食品の活用を
- ☑ 何よりも飲む前に食べることが大切！

飲む前にサウナや筋トレはNG？

年齢性別を問わず、流行しているのが**「サウナ」**と**「筋トレ」**です。ととのったり、キレたり(筋肉が盛り上がっていること)、というやつですね。習慣にしている人もいるかもしれませんが、これらを飲酒前後にやることのリスクやデメリットは知っておいてください。

以下、飲酒と組み合わせる際に覚えておくべきことをあげていきます。

●サウナに入ったら脱水に要注意

まず、サウナ。我慢に我慢を重ねて大量に汗をかいたあとのビールがおいしいことは十分わかってはいるのですが、**「脱水状態」**でアルコールを飲むのはおすすめしません。酔いも早く、各臓器への負担は大きくなります。飲酒前にサウナに入るのであれば、「かなりしっかりがっつり水分をとること」です。これはゴルフや他の運動でも同じ。汗をかくことをやるなら、水分をきっちりとってほしいのです。

その逆、つまり「飲酒後のサウナ」はやめたほうがいいです。お酒を飲んで、おつまみは塩分の濃いものを知らぬ間にたくさん食べていて、利尿作用で尿もたくさん出て、気持ちもゆるんで危機管理能力が低下したところで、サウナに入って汗をかけば、**「高ナトリウム血症」**が起こりやすくなります。

脱水状態に加えて、血液中のナトリウムが濃くなると、異様に興奮したり、ひどく酔っぱらったような状態になります。酔っぱらうというよりは**「せん妄《もう》」**（幻覚にとらわれるなどで興奮、錯乱する）を起こしてしまうこともあるのです。さらに進むと、痙攣《けいれん》が起きたり、昏睡状態を招きます。急性アルコール中毒でも似たような状態になりますね。

ただ、飲酒後の高ナトリウム血症は「酔っている状態」としか見られず、危険な状態に陥っているのに自覚できず、周囲にも気づいてもらえない可能性もあります。しかも**「脳出血」**につながりやすいので、飲酒後のサウナはリスクが大きすぎます。

サウナで広がりきった血管が水風呂で急に収縮すれば、血圧の急激な変動が起こり、不整脈や心臓発作を起こす危険性もあります。特に中高年に警鐘が鳴らされていますが、たとえ健康な若い人でも、サウナでの死亡事故は起きています。

それなりにリスクがあることは知っておいてください。

サウナは**「飲酒前はデメリット・飲酒後はリスク」**です。

●サウナの前後に体重を測っておく

脱水に注意とはいえ、ある程度我慢して汗をかくことがサウナの醍醐味でもありますから、難しいかもしれませんね。サウナに来ている人同士で、意地の張り合いや謎の我慢大会も始まりますから。

そこでひとつ、目安として覚えておいてほしいことがあります。非常に簡単なことで、**「サウナに入る前に体重を測っておく」**のです。汗をかいたら、体重は減ります。単純計算で、３００g落ちていれば３００㏄の水分が失われたと考えてください。

そしてサウナから出たあと、**「体重が落ちた分だけ、水分を補給する」**。いっておきますが、これはビールやハイボールで補うのではなくて、あくまで水です。お酒を飲む前に、失った分だけ水分をとってほしいのです。気持ちよくととのって、楽しくお酒を飲みたいなら、必ずこれを習慣にしてください。

●飲酒が筋トレの効果を減らす

そもそもお酒を飲んだあとで筋トレする人は少ないでしょうが、筋肉を増やしたくて一生懸命筋トレをしている男性は、筋トレ後の飲酒を避けたほうがよさそうです。

筋トレをしたあとで、水を飲んだグループとウォッカの水割り(アルコール15%)を飲んだグループで、「mTOR」の活性を調べた研究[*34]があります。mTORとは、トレーニングやプロテイン摂取で活性化し、筋たんぱく質の合成を促す酵素のことです。

アルコール摂取の3時間後と5時間後、男性に限ってmTORの活性が弱くなったことがわかりました。要するに、せっかくのトレーニング効果がアルコールで減ってしまうということです。

POINT

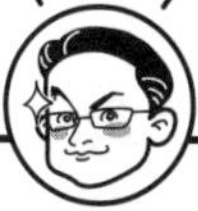

- ☑ 飲酒前のサウナは水分補給がマスト
- ☑ 飲酒後のサウナは危険度マックス
- ☑ 筋トレ後に飲酒すると男性に限って筋肥大効果が減る

おつまみに食べるならコレ！ おすすめ食材ベスト3

アルコール代謝に関連して、おすすめしたい食材がいくつかあります。「おつまみに食べるならベスト3」にしてみました。

●1位　ブロッコリーなどのアブラナ科野菜で解毒・分解を高める

ブロッコリー、カリフラワー、芽キャベツ、菜の花、ケール、ルッコラなどのアブラナ科の野菜がおすすめです。肝臓の解毒・分解作用を高める酵素を活性化する「グルタチオン」が豊富だからです。

これはアミノ酸が結合したペプチドで、グルタミン酸・グリシン・システインの3つがくっついたものです。活性酸素を除去する抗酸化作用も高く、生活習慣病予防や美白効果も期待できます。

また、アブラナ科の野菜には「グルコシノレート」という硫黄含有化合物も豊富に含まれています。グルコシノレートが分解されるときに生成される「イソチオシアネート」には強い抗酸化作用に加えて、発がん抑制効果があることがわかっています。アブラナ科の野菜の摂取量が多いほど、がんや心疾患・脳疾患などの死亡リスクが低くなるそうです。[*35]

アブラナ科の野菜の中でも、最も身近で手軽にたっぷり食べることができるのが**ブロッコリー**です。1年を通してスーパーに売っていますし、値段もお手頃です。たんぱく質や食物繊維、カリウムや鉄分、葉酸、ビタミンCも多く含まれているので、栄養効果がかなり高い野菜です。火を通すと、ビタミンCやカリウムは多少減りますが、カロリーも低く、ダイエットにもおすすめの食材です。

居酒屋のメニューにはあまり入っていないかもしれませんが、料理にブロッコリーが入っていたら、とりあえずまっさきに食べましょう。

●2位　イカ・タコ・貝類で肝機能アップ

栄養ドリンクなどでよく聞くのが「タウリン」です。疲労回復効果がうたわれていますが、中性脂肪やコレステロールを減らしたり、インスリンの分泌を促して血糖値改善に効果的なアミノ酸の一種です。これが肝臓の細胞を活性化したり、胆汁酸の分泌を高めるなど、肝臓の機能強化に効果を発揮します。

タウリンが豊富なのは、**イカやタコ、カキやアサリなどの貝類**です。魚や甲殻類にも多く含まれていますが、食べられる部分が多いほうがより摂取しやすいので、イカ・タコ・貝類のほうが合理的ですね。

●3位　豚の赤身や豆類でアルコール代謝を高める

酒飲みが不足しがちなビタミンがあります。それが「ビタミンB1」です。肝臓でアセトアルデヒドを分解するときに、このビタミンB1が大量に消費されるからです。特に飲みすぎると、アセトアルデヒドを分解する酵素のALDH2だけでは足りないため、ビタミンB1が駆り出されるわけです。

ビタミンB1が豊富な食材といえば、**豚肉の赤身**。ヒレやももは脂肪分も少ないうえにビタミンB1が多いので、普段の食事でも積極的に選んでほしい部位です。とんかつ屋ではヒレかつをチョイス。

もう少し手軽に安価にするなら、豆類がいいでしょう。大豆に多く含まれているので、**枝豆でも豆腐でも納豆でもOK**。

玄米やライ麦にも多く含まれているので、朝食には白いパンよりも**ライ麦パン**を、ランチの定食は白米ではなく**玄米**を選べば、夜の飲み会に万全です。

●ベストメニューは「アヒージョ」「八宝菜」「チリビーンズ」

ベスト3食材を並べてみると、最強のメニューが見えてきました。

・アヒージョ　イカやタコやエビ、ブロッコリーを、オリーブオイルとにんにくで煮込んだスペイン料理です。ちなみに、にんにくにはビタミンB1も含まれていますし、体内に入るとビタミンB1の吸収を促進する作用があります。バルやレストランでは、ぜひアヒージョを注文してください。

・中華なら八宝菜、とんかつならヒレ　中華料理屋なら、イカやエビ、豚肉に野菜も入った八宝菜などがいいかもしれません。とんかつを食べるときは、ヒレを選んで。飲み会のある日のランチなら、定食のごはんは玄米にするとなお効果的です。

・チリビーンズやチリコンカンを　メキシコ系アメリカ料理のチリビーンズは豆をたっぷり使った料理です。豚ひき肉の入ったチリコンカンなら、より最強です。ホットドッグやサンドイッチを食べるときは、ライ麦パンを選んで、チリビーンズをトッピングするとよいでしょう。

　このほかにも、居酒屋では、枝豆や冷ややっこ、タコの酢の物、イカ刺しやイカの丸焼きもいいですね。素材に注目して選んでみましょう。

POINT

- ☑ 肝機能に着目するならアヒージョか八宝菜を
- ☑ ブロッコリーは酒飲みにとっての最強食材

太らないおつまみの4つの条件

お酒を飲んでいると、つい食べすぎてしまい、カロリーオーバーになりがち。結果的に生活習慣病のリスクを高めてしまうので、「太らない」おつまみを伝授しておきましょう。

①低カロリー、②低糖質、③低塩分、④ビタミンB1が多い食材で、基本的には、脂肪や糖質が少なく、代謝や排泄を高めてくれるものです。

おすすめしたいのは、**きのこ類や海藻類**です。カロリーが低く、食物繊維が豊富なのでデトックス効果は抜群です。脂質や糖質の代わりに、たんぱく質をしっかりとるなら、**豆腐や鶏のささみ**などがいいでしょう。糖質の代謝にかかわるビタミンB1もしっかり補給するなら、**赤身肉や豆類**を。

また、ダイエットのためには腸内環境を改善しておくことも必要です。乳酸菌が豊富な**ぬか漬け**にはビタミンB1も含まれているので、一石二鳥です。

逆に、ダイエットの敵になるのは「フライドポテト・じゃがバター・ポテトサラダ」、居酒屋のじゃがいも三大人気メニューです。これは糖質と油のがっつりコラボだからです。しかもお酒を飲んでいれば、気がゆるんで理性も失いがちですから、おいしくてついつい量を食べてしまうわけです。

なぜダイエットの話をするかというと、アルコールには脂肪の合成を促進する「VLDL」を増やす作用があるからです。VLDLは脂質を血液中に届けますが、増えすぎれば脂質異常症に。内臓脂肪がつきやすくなるので要注意！

POINT

☑「じゃがいも＋油」はヤバイ！ フライドポテト・じゃがバター・ポテトサラダは要注意

脳疲労を防いで、健やかに飲むための3つのヒント

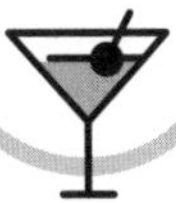

78〜87ページで、アルコールによる脳へのダメージについてふれましたが、普段から脳疲労をためこまないことも重要です。特に、脳機能に着目した3つのヒントをご紹介します。

①脳神経細胞のネットワークを超速に　青魚とくるみ

脳の中にはたくさんの神経細胞があり、そこから出た神経がクモの巣のように張り巡らされています。細胞間にはネットワークがあって、電気信号で情報を伝え合っています。この電気信号がより速く伝わるほうが脳の機能は活発になるわけです。Wi-Fi同様、うまくつながらないとストレスですよね。

ではこのネットワークをより速く効率よく働かせるには、何をとったらいいで

しょうか。そのひとつが**「オメガ3系脂肪酸」**という油脂の成分です。

サバやイワシ、サンマなどの青魚に多く含まれる**DHA**（ドコサヘキサエン酸）や**EPA**（エイコサペンタエン酸）、えごま油や亜麻仁油《あまにゆ》、くるみなどに多く含まれる**ALA**（アルファリノレン酸）をとっておけば、脳のパフォーマンスを上げることができます。脳疲労を改善しておけば、アルコールによる悪影響も軽減できるのではないでしょうか。

コスパよく手軽にとるなら、サバ缶やイワシ缶をおすすめします。頭を使う仕事で疲れがたまったなと思ったら、くるみを食べておきましょう。

②脳が喜ぶBDNF　ハイカカオのチョコレート

脳の中で神経細胞の発生や成長、維持や再生を促したり、神経伝達物質の合成を促してくれるたんぱく質があります。それが「**BDNF**（Brain-derived neurotrophic factor）」です。脳由来神経栄養因子と呼ばれるもので、カカオ成分の多いチョコレートやカマンベールチーズ、発芽玄米に多く含まれることがわかっています。

忙しい現代人にとって最も手軽なのは、チョコレートでしょうか。ハイカカオというのは、通常のチョコレートはカカオの成分が30〜40%なのに対して、70%以上含まれているものを指します。近年では健康効果をうたったハイカカオチョコレートが人気で、商品のパッケージにも書かれているので、見つけやすいと思います。ただし、脂質も高くなる傾向があるので、チョコはちょこっとにしておきましょう。

③有酸素運動がBDNFを増やす

さて、このBDNFを増やすためには、チョコを食べる以外に手はあるのでしょうか。答えは運動です。酒飲みがあまり得意ではない運動、しかも定期的かつ中長期にわたる有酸素運動がBDNFを増やしてくれるそうです。

運動と聞いて心が折れた人もいるかもしれませんが、脳機能の維持・向上は体全体のアンチエイジングにもつながります。お酒を飲んだときに「酒に飲まれるようになった……」と感じている人は、今からでも遅くありません。有酸素運動を日々の習慣に組み入れるようにしてみてください。

脳機能が麻痺しなくなれば、酔っぱらうスタイルが変わるかもしれません。スマートにお酒を楽しめるようになるはずです。

- ☑ サバ缶・くるみ・チョコレートは共通して脳機能の維持や向上に役立つ
- ☑ 有酸素運動を習慣にしてスマートな酔っぱらいを目指そう

「毎日少量の飲酒」vs「週1回好きなだけ」どっちが健康的？

これは、いかにも酒飲みの発想ですね。さまざまな論文でよくあるのは「1週間にこれぐらいの量であれば〜」という設定です。

例えば、「1週間でアルコール換算140g以下」とします。7日で140gということは、1日20gを超えなければいいわけです。これなら適量飲酒の範囲です。これがなぜか、酒飲みの頭の中の解釈では、「2日に一度にすればもう少し飲めるよね」「毎日飲むのを我慢すれば週1回好きなだけ飲んでもいい」などと変換されます。そこに疑問は生じます。

酒飲みが少量の飲酒で抑えられるのかという点も不安ですが、「好きなだけ」というと、許容量を軽く超えてしまうであろうことがさらに不安です。

少量というのは実際、本当に少量であると思ってください。ビールやチューハイなら1缶以下、ワインならグラス1杯以下（大きなグラスになみなみと、ではありません）、日本酒であればコップ1杯（これも100㎖も入らない小さなグラスですよ）程度が少量です。微量といってもいいくらい、7日分合算したところで、酒飲みの「週1回好きなだけ」よりも、おそらくはるかに少ない量なのです。

この前提を踏まえるならば「毎日少量の飲酒」のほうが健康的という答えになります。酒量、頻度、お酒の種類、さまざまなデータが世界各国にありますが、多量飲酒が体にいいというデータはほぼありませんからね。

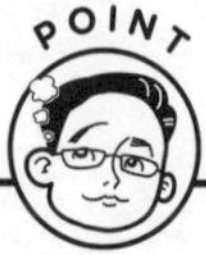

- ☑週一度であっても「好きなだけ」は容認しがたい表現
- ☑酒飲みが考える「少量」ではなく一般的な定義の「少量」で毎日のほうが健康的

無意味といわれているけれど、「休肝日」はあったほうがいい？

お酒を1滴も飲まない「休肝日」に関しては、諸説あるので見ていきましょう。デンマーク・コペンハーゲン大学の研究[*36]では、1993〜2011年の間で、中高年の男女5万5917人のデータを解析しています。アルコールをほとんど毎日飲む人は、週に2〜4回飲む人に比べて、アルコール性肝硬変の発症率が3・7倍高くなったそうです。**「毎日飲むと肝硬変リスクを上げるため、休肝日を設けたほうがいい」**というデータですね。

さらに日本の厚生労働省の多目的コホート研究[*37]で、男女約10万人にアンケートをとり、1990〜2011年にかけて追跡調査したデータがあります。週に3日以上休肝日を設けるグループは、まったく休肝日のないグループに比べて、全死亡（がん死亡及び脳血管死亡）のリスクが低下することがわかったそうです。これは、週に450g以上の多量飲酒をする人でも同じだったそうです。つまり**「あらゆる病気で死亡するリスクが高いので、酒飲みは週に3日以上の休肝日を設けたほうがいい」**という結果です。

ただし、多量飲酒については別のリスクが跳ね上がるため、「好きなだけ飲んでいい」わけではありません。

他にも**「肝臓を休ませて、消化管の粘膜を修復するには週に2日の休肝日を」**という説もあれば、**「週に5日飲んで2日連続で休肝日にするよりも、3日飲んだら1日休肝日、のほうが肝臓に優しい」**など、細かく見ていくといろいろな説があります。ただ、アルコールの代謝には個人差があり、頻度や量に関係なく、肝臓に負担がかかる人もいますから、万人に共通する見解というのは難しそうです。

逆に、休肝日に縛られすぎず、**「1週間のアルコール摂取量を管理するほうが合理的で実行しやすい」**という説もあります。**休肝日不要論**ですね。そもそも休肝日という概念は日本独特の考え方。世界では1日の摂取量もしくは1週間の摂取量でコントロールするほうが主流のようです。

アルコールが起こす病気もたくさんあり、それぞれの病気を予防するためには飲酒の頻度に対する見解はまちまちです。結局は「ほどほどに」「飲みすぎ注意」で、酒飲みのみなさんの自制心にかかっている、というわけですね。

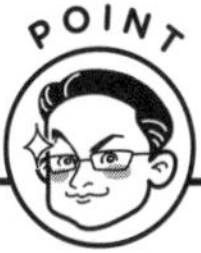

- ☑ 週3日以上の休肝日が必要という説もあれば、3日飲んだら1日休肝日など、諸説ある
- ☑ 1日または1週間のアルコール摂取量でのコントロールが世界的には主流

日本人の飲酒に対する考え方、意外な真実

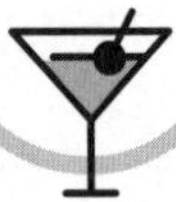

飲酒に対する考え方は国によっても宗教によっても異なります。この調査[*38]はアメリカのピューリサーチセンターが２０１３年に行ったもので、世界約40か国の人に「道徳的に何が受け容れられるか」を聞いています。

この中で、「飲酒は道徳的に許される」と答えた人の割合が、なんと日本は世界一多く、66％の人が飲酒に寛容なことがわかります。世界的に見て、ダントツに甘くてゆるいわけです。

ちなみに「飲酒は不道徳である」と答えた人が最も多かったのはパキスタン。94％の人が「飲酒などけしからん！」と思っているわけです。イスラム圏の人が飲

飲酒は不道徳？　許容度の国際比較　＊38

あなたの個人的な信念として、飲酒（Drinking alcohol）は、道徳的に許されますか、許されませんか、それとも飲酒は道徳とは無関係ですか？

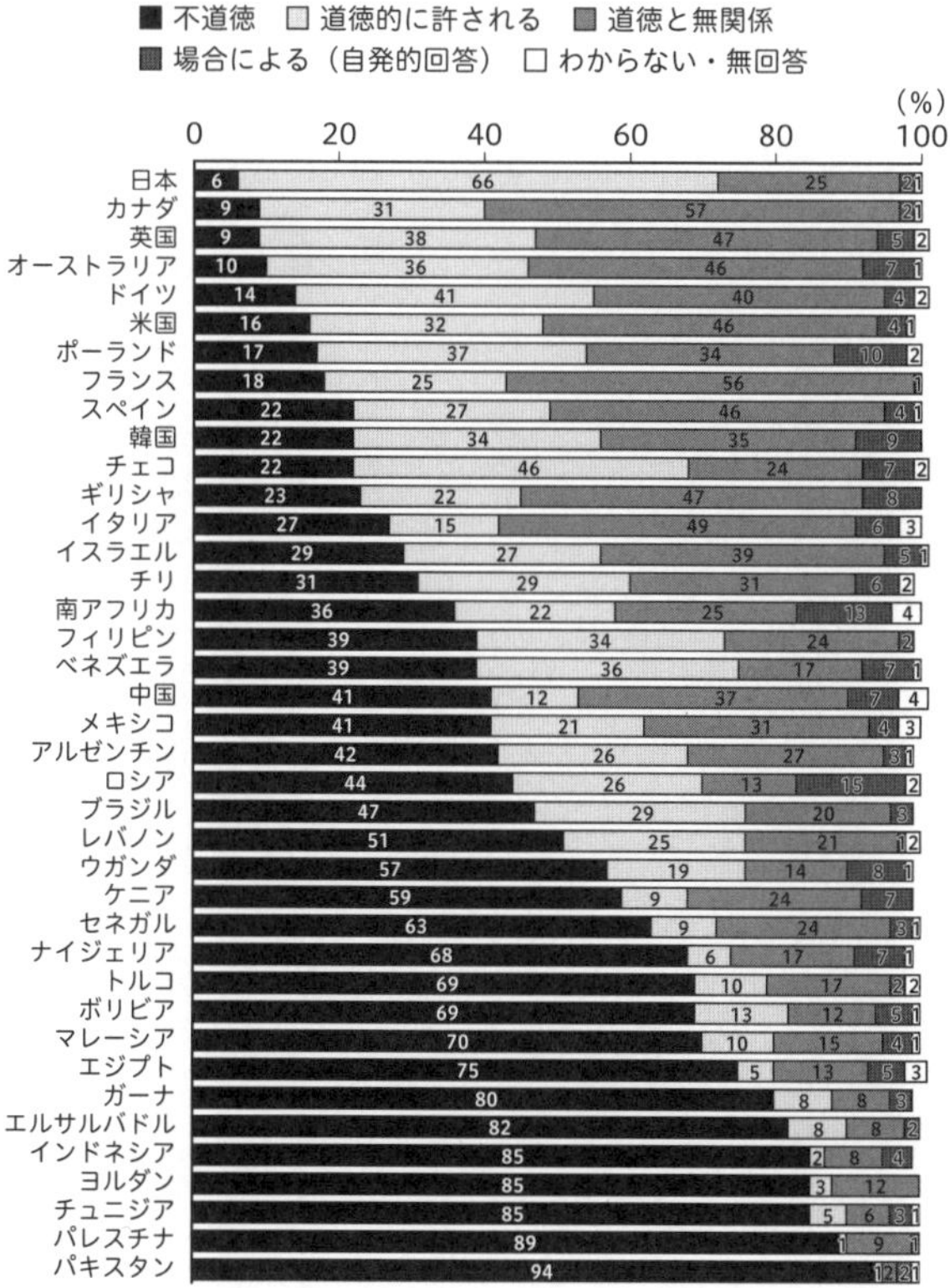

酒に対して厳しいことはわかりますが、欧米では「飲酒は道徳と無関係」と答えた人の割合が多く、道徳観と飲酒を分けて冷静に考える傾向が見られました。

おそらく、がんやアルコール依存症など、健康被害のリスクが上がるだけでなく、トラブルや犯罪のもとになることも世界各国共通ですから、飲酒に対しては全体的に向かい風といったところでしょう。経済の発展に伴って飲酒習慣も変わりますし、考え方や価値観もしかりです。

酒飲みは「最近は風当たりが強い、世間は厳しい」と思っているのかもしれませんが、世間どころか世界も厳しいのが現実なのです。

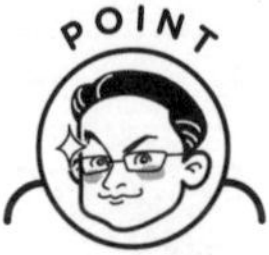

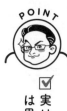

☑実は日本人は世界一飲酒に寛容だった！　お酒が不道徳とは思っていない

6章

翌日スッキリ、二日酔いとさようなら

飲んだあと、あるいは翌日に、「よく飲んだなぁ、でも楽しかった！」と思えるお酒ならば、よしとしましょう。「楽しかったけど飲みすぎた」も、まだよしとしましょう。「調子に乗ってあんなに飲むんじゃなかった」「今日１日使いものにならない」と思うようなお酒は、極力避けたいもの。飲んでしまったあとでもできる、二日酔い防止策を講じていきましょう。

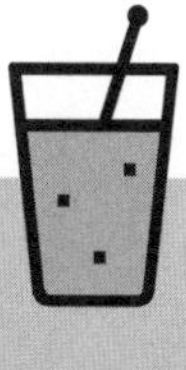

シンプルに「冷」より「温」を選ぶ

アルコールを一気に飲めば、血中濃度がぐんと上がり、酔いも回りやすくなります。急ピッチで分解しなければいけないため、肝臓に負担がかかります。また、冷たい飲み物は飲みやすく、つい飲む量が増えてしまうもの。度数が低かったとしても、体内に急激に大量のアルコールが入っていくと、肝臓をいじめてしまいます。

逆に、熱いと一気には飲めませんよね。ゆっくりちびちび飲むほうが肝臓に負担をかけず、分解も順調に進むと考えれば、「冷」より「温」を選ぶほうが二日酔いになりにくいのではないでしょうか。**日本酒や紹興酒なら熱燗**、ワインも常温もしくは**ホットワイン**にするといいかもしれません。

実は、お酒も冷やして飲むものは体を冷やし、温めて飲むものは体を温める傾向があります。白ワインはきりっと冷やして飲みますが、赤ワインは常温がほとんどですね。赤ワインのポリフェノールには血管拡張効果があり、東洋医学では「血」を補うもの。ホットワインにするのも赤ワインが多いわけです。

ビールの原料は麦で、麦は東洋医学的には体を冷やすものです。そういえば、日本でも夏に麦茶を飲みますが、冬はあまり飲まないですよね。経験則から体を冷やすとわかっているからなのでしょう。そういう意味では、麦焼酎は体を冷やし、芋焼酎は温めるわけです。

紹興酒はもち米が原料で、胃腸を温めるといわれています。発祥の地の紹興市は、冬場は湿度が高いのに寒さが厳しいそうで、理にかなったお酒のようです。

ただし、重大な事実があります。

結論からいえば、基本的にお酒は**「体を冷やします」**。飲んでいる最中は血管が広がり、血行がよくなるので、体は温まりますよね。ただ、本当に体温が上がっているかといえば、そうでもないのです。体が温まったら、脳は熱を外に逃がして冷やそうと指令を出します。血管を収縮させる体温調節中枢が働くのですが、アルコールで開いた血管は拡張したままで、熱だけがどんどん外に放出されてしまいます。

さらにアルコールが抜けると、一気に体が冷えます。お酒を飲んで温まるのは一時的なものであって、最終的には芯から冷やすのです。薄着のままで寝落ちしたり、寒い冬場に外で寝てしまって命を落とすなんてことも起こりえるわけです。

体が冷えると、細胞がうまく働かなくなり、機能が低下します。肝臓の細胞もうまく機能しなければ、アルコール代謝が進まず、アセトアルデヒドも残ってしまい、二日酔いがひどくなる可能性もあります。

POINT

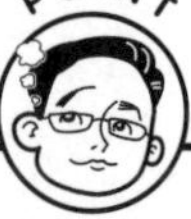

- ☑ 一気に飲んでしまう冷たいお酒よりゆっくりちびちびの常温もしくはホットがベター
- ☑ ただし、アルコール自体は体を冷やすことを忘れずに

お酒を早く抜きたいとき、遅くから飲み始めたときは、トマトがいい

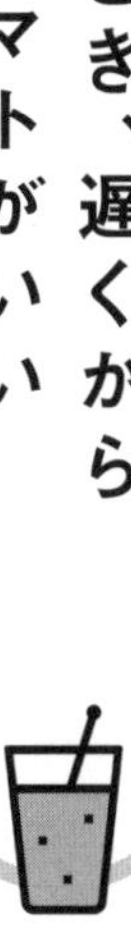

一説によると、アルコール20ｇ換算のお酒が体から完全に抜けるまでには、男性は4時間、女性・高齢者では5時間かかるそうです。20ｇというと、1日の適量飲酒の範囲ですが、ビールなら500㎖、日本酒なら1合です。それ以上飲めば、4～5時間ではすまないことがわかりますね。

つまり、適量飲酒で夜11時に飲み終わったとしても朝方までアルコールは残っているわけですから、それ以上だと翌日のお昼、分解酵素が弱い人であれば、翌日まるまる残っている可能性もあります。60ｇ以上だと半日（12時間）以上残るといわれているそうです。「飲んでから8時間たったからもう大丈夫」と思っても、呼気からアルコールが検出されて飲酒運転、ということもありえるのです。気持

ち悪くもなく、自分では回復したと思っていても、体内にはアルコールが想像以上に長く残っていることを忘れないでください。

では、アルコールをできるだけ早く抜くことは可能なのでしょうか。カゴメとアサヒが共同で研究した、あるデータを見てみましょう（左ページのグラフ参照）[*39]。

これは、水とお酒（甲類焼酎）を同時に飲んだ人と、トマトジュースとお酒を同時に飲んだ人を比べたものです。トマトジュースを同時に飲んだ人のほうが、血中のアルコール濃度が上がりにくいことがわかります（a）。また、アルコールが体内にとどまる量が平均で約３割減少したそうです（b）。そして、体内からアルコールが抜けるのも50分早まることがわかりました（c）。トマトとアルコールを一緒にとる。これがお酒を早く抜く秘訣のひとつといえそうです。

この実験はトマトジュース３缶（４８０㎖）とアルコールは甲類焼酎１００㎖の適量飲酒の範囲で行われています。居酒屋でいえば「トマトハイ」です。トマトハイはもちろん、トマトジュースを使ったカクテル「レッドアイ（ビールとトマトジュース）」や「ブラッディメアリー（ウォッカとトマトジュース）」、あるいはトマ

トマトジュースのアルコール代謝促進　＊39

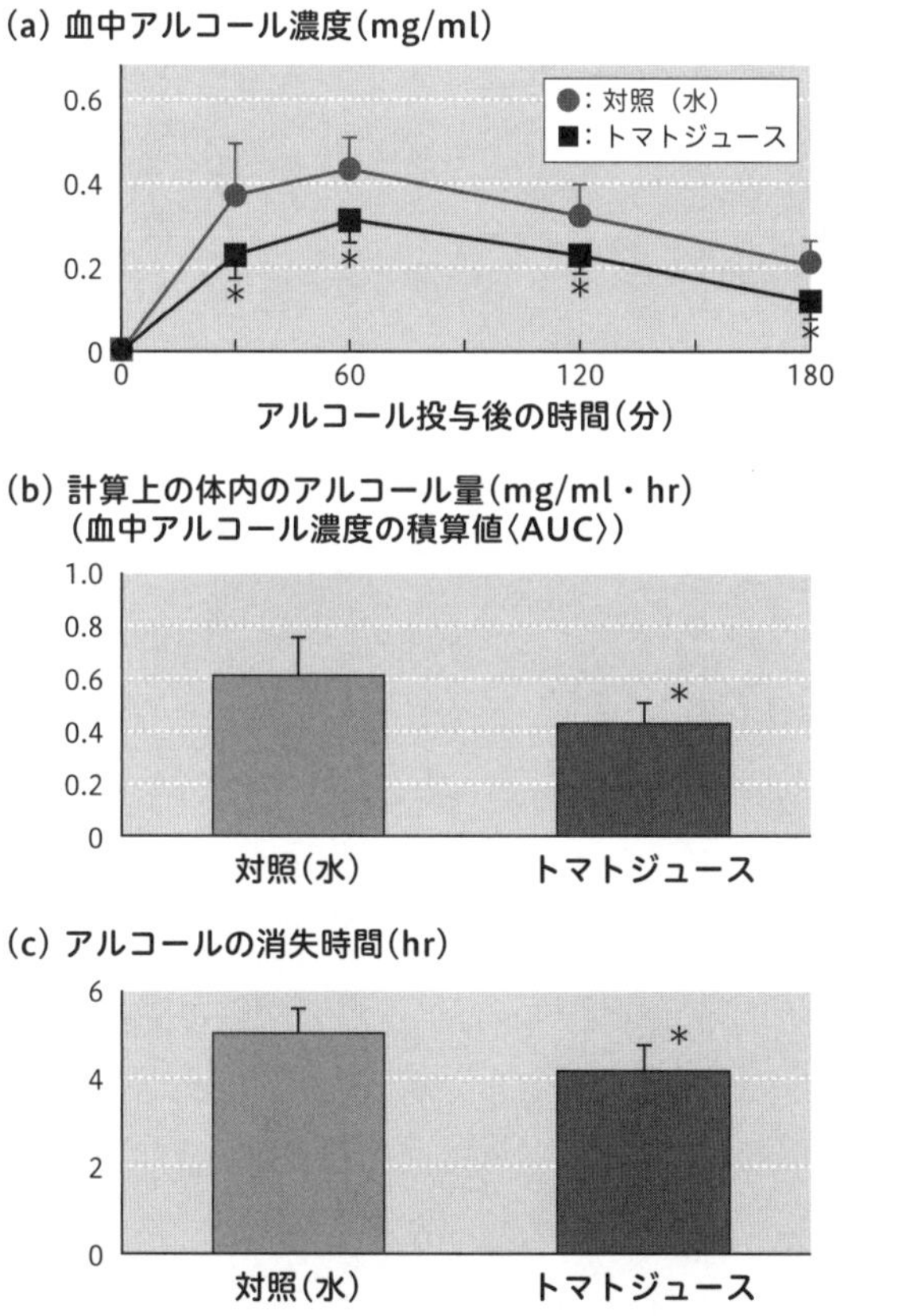

＊対照と比べて有意に低下　(P<0.05)

トジュースをチェイサーとして飲むのもいいでしょう。

　また、この実験ではトマトジュースだけでなく、トマトとアルコールの同時摂取も動物実験で検証しています。トマトもアルコール代謝を促進することがわかったので、「おつまみにトマト」も有効といえます。

　特におすすめなのは、「翌日に残したくない」、「明日は朝早くから用事がある」場合です。また、お酒を飲み始めたのがちょっと遅い時間だった場合も、トマトの力で「アルコールの分解速度を早めておく」といいかもしれません。

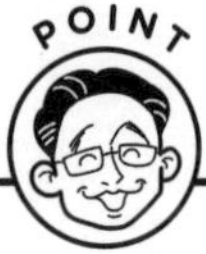

- ☑ トマトジュースをお酒と一緒に飲むと体内のアルコールを早く出して、残さない効果あり
- ☑ 生トマトでも同様の効果があるので、おつまみにおすすめ

飲酒直後にとっておきたい スポーツドリンク&BCAA

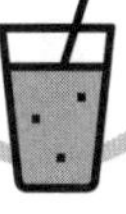

飲んだあとは、体から水分やミネラルが失われています。これを手っ取り早く体に補うには、**スポーツドリンク**が最適です。スポーツドリンクは体に吸収されやすいように、体液に近い浸透圧となるようなバランスで糖分やミネラルが入っています。運動のあとはもちろん、二日酔い予防に有効です。

肝臓の解毒・分解のスピードを上げたいと考えると、やはりアミノ酸です。必須アミノ酸の「バリン・ロイシン・イソロイシン」、この3つをまとめて**「BCAA（分岐鎖《ぶんきさ》アミノ酸）」**と呼びます。

運動の前後にとると、パフォーマンスを上げてくれるだけでなく、筋疲労を減少させてくれるため、アスリートがとっているそうです。特に激しいスポーツではエネルギー補給や機能回復に効果的で、マラソンランナーが競技中に摂取しているといわれています。食品やドリンクでもBCAAの文字を見かけるので、有名ですね。

健康的なアスリートを支えるBCAAは、酒飲み、特に肝臓が弱っている人にも効果をもたらします。さらに、アルコール代謝で消費されるビタミンB1も一緒にとっておけば、肝臓の負担を減らして、二日酔いを撃破してくれるでしょう。サプリメントやドリンクでさっと補給しておくことをおすすめします。

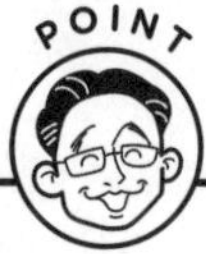

- ☑ アスリートがパフォーマンス向上や機能回復で摂取するものが酒飲みにも有効
- ☑ スポーツドリンクや、BCAAのサプリ・ドリンクなどがおすすめ

飲んだあとはすぐには寝ない

お酒を飲んだあとは、家に帰って一刻も早く寝たい、お布団にダイブしたい……という酒飲みも多いでしょう。実は二日酔いを防ぐためには**「すぐには寝ない」**ほうがいいのです。

睡眠中は、血行がゆるやかになり、アルコールが肝臓に届くのが遅くなります。その分、分解するスピードが落ちて、アルコールやアセトアルデヒドが体内に残りやすいのです。眠気に抗《あらが》えない場合は仕方ありませんが、できればシャワーを浴びて、布団に入るまでの時間を少し長くするほうが二日酔いしにくいのです。

飲酒後の入浴は、サウナと同じで危険度が上がります。湯船に浸かるのは避けて、シャワーをさっと浴びるのが正解です。

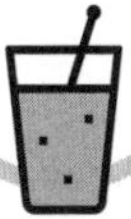

それでも寝落ちして、二日酔いが残ったとします。この状態で入浴してもいいかどうか。アルコールが抜けて、血圧も元に戻り、気持ち悪くもなければ、湯船に浸かるのもいいでしょう。体内にアセトアルデヒドだけが残っていて、逆に体が冷えている可能性もあるので、入浴で温まるのもありです。

ただ、自覚している状態と体内のアルコール濃度は判断が難しいところです。

先述したように、アルコールが体から完全に抜けるまでには時間がかかりますし、個人差もあります。体調と要相談、というところでしょうか。

POINT

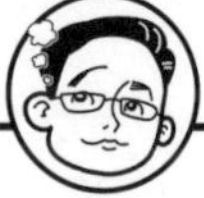

- ☑ 飲んだあとすぐに寝るとアルコールの分解速度が落ちるため、二日酔いしやすい
- ☑ シャワーを浴びて一呼吸おく。湯船に浸かるのは避ける

飲酒とセット、最大のNGは薬

飲酒後に避けたいのは、なんといっても薬です。

いちばん危ないのは**睡眠薬**です。睡眠薬にもいろいろな種類がありますが、**「ベンゾジアゼピン系」**の睡眠薬とアルコールの併用は特に危険です。記憶障害や呼吸抑制などが起こりやすく、翌日体にふらつきが残ったりもします。

なぜこれが起きるかというと、アルコールの分解に使われる酵素と、ベンゾジアゼピン系の薬の成分の分解に使われる酵素が同じだからです。つまり、一緒に飲むと、それぞれの分解が中途半端になってしまうわけです。

特に高齢の方は加齢で眠りが浅くなるため、睡眠薬を服用している人が多いです。また、メンタルが不調な人に処方される**抗うつ薬**や**抗不安薬**も、ベンゾジアゼピン系の成分が多く、普段からこれらをのんでいる人は注意が必要です。

また、血圧を下げる**「降圧薬」**を普段からのんでいる人も、気を付けなければいけません。薬で血圧を下げた状態でお酒を飲むと、アルコールで血管が広がってさらに血圧が下がります。そのうえこれで入浴などしたら、急激に血圧が下がります。めまいや立ちくらみ、失神だけでなく、全身の臓器に栄養が送られなくなって、ショック状態に陥ることも。動脈硬化が進んでいる人は心筋梗塞や脳梗塞が起こる可能性もあります。

もうひとつ、**「抗ヒスタミン薬」**をのんでいる人は注意してください。これは、花粉症や蕁麻疹《じんましん》、鼻炎、アトピー性皮膚炎などアレルギーを抑える薬で、普段から服用している人も多いもの。アルコールによって、強い眠気や判断力の低下、ひどい場合は呼吸抑制が起こることもあります。花粉症の季節に薬をのんでお花見で飲酒して、というときは気をつけてください。

処方薬であれば薬剤師から併用のリスクの説明を受けているはずですが、自己判断で服用する市販薬の場合は、想定外のことが起こる可能性も大です。

どんな薬であれ、体内でアルコールと一緒になると、効きめが弱くなったり、副作用が強くなったりと悪影響が及びます。飲酒前、飲酒後、どちらもご法度であることを覚えておきましょう。

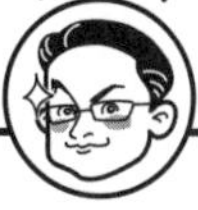

POINT

- お酒を飲むなら薬に注意！　ものによっては危険な状態になる可能性が
- 市販薬は、知らずに併用すると思わぬ悪影響も

二日酔いを回復させる4つのコツ

二日酔いというのは、**脱水・低血糖・塩分過多・アセトアルデヒドが体内に残っている**状態といえます。ただし、症状は人それぞれで、吐き気やムカつきが起こる人もいれば、頭痛や倦怠感が起こる人も。

「二日酔いに○○が効く」という情報も、酒飲みが自分の経験値から語ることが多く、かなり多種多様、バラエティに富んでいます。どんな方法がよいのか見ていきましょう。

①とにかくなんでもいいから水分をとる

「コーラなどの炭酸飲料が効く」「スポーツドリンクが最強」「果汁のジュースがいい」「白湯がいちばん」など、いろいろな説があります。

二日酔いには炭酸飲料のコーラかスプライトか、という論争もあるようですが、脱水に加えて低血糖状態になった人は糖分を欲しているので、これらもよいのかもしれません。

ちなみに、炭酸飲料は、そもそも胃を刺激して胃酸を増やしたり、アルコールの吸収速度を高めるのでお酒と一緒に飲むと酔いが早くなるといわれています。そのうえソーダ割だと飲みやすくなり、飲酒量が増えてしまうという面もあります。二日酔いのときに飲んで体調が回復したとしても、お酒を飲む際には注意しましょう。

また、水がいいのか、炭酸水がいいのか、はたまた硬水がいいのか、軟水がいいのか。結論としては水でなくても、水分であればなんでもOK。二日酔いの状態に合わせて、少しでも気分が爽快になるのであれば、ジュースでもスポーツドリンクでも炭酸飲料でもOKとしましょう。

水分をとれないよりは、種類にこだわらず少しでも多く体内に流しこんで、アルコールやアセトアルデヒドを分解・排出してほしいのです。

ただ、利尿作用の高いお茶やコーヒーについては、脱水状態を改善する目的でとるには矛盾しますね。それでも飲みやすいというのであればOK、カフェインには血管を収縮させ、二日酔いによる頭痛を和らげる効果もあるようなので、個人のお好みでどうぞ。

②おかゆにうどん、消化のよい炭水化物をとる

アルコールの分解で糖質が使われているため、二日酔いのときは軽い低血糖状態ともいえます。気持ちが悪いけれど何かを食べると症状が落ち着く、という人は完全に低血糖が起きていた証拠です。

ここでがっつり炭水化物というのも健啖家《けんたんか》ならよいのですが、アルコールで胃の粘膜が荒れたり弱っていることを考えると、「消化のよい炭水化物」一択です。おかゆやうどんが理にかなっているといえます。

③飲むとむくみがひどい人はバナナを食べる

お酒を飲んで脱水状態になると、血中のナトリウムが濃くなります。これを薄めようとして体内の水分がためこまれるため、むくみが生じます。

ナトリウムの排泄を促すのが、ナトリウムのブラザーミネラル（協力しあって働くミネラル）である「カリウム」です。カリウムは生野菜や果物に多く含まれていますが、最も手軽なのはバナナでしょう。カリウムだけでなく、糖質、食物繊維、ビタミンB群も豊富に含まれています。

お酒を飲む前でも、飲んだあとでも、二日酔いになってからでも、バナナはいつでもどこでも食べられて栄養を補給できる万能食材なので、家に常備しておくとよいでしょう。

④肝機能をサポートするシジミ汁を飲む

アミノ酸の一種「オルニチン」は二日酔い対策としてすでに有名ですね。シジミに多く含まれていることが知られています。

ちょっと複雑なのですが、オルニチン自体がアセトアルデヒドを分解するわけではありません。肝臓の中でアセトアルデヒドの分解を促すアミノ酸「アラニン」の働きを活性化するのがオルニチンです。オルニチン自体は、アセトアルデヒド同様、有害物質であるアンモニアを肝臓で代謝するときに活躍する物質です。いずれにせよ、肝機能をサポートする役割を果たしているというわけです。

シジミにはオルニチンもアラニンも入っているので、肝機能強化食材であることは間違いありません。二日酔いのときはもちろん、お酒を飲む日が続くときには予防的に、シジミの有効成分をたっぷりとれるシジミ汁を飲みましょう。

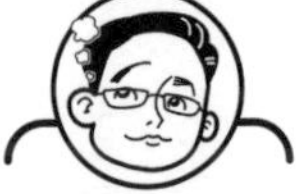

POINT

- ☑ まずは水分補給や糖質補給を忘れずに
- ☑ 二日酔いの早期回復と予防にはバナナとシジミ汁が効果的

落ち込んだり不安になったりする人にはマグロ

二日酔いの症状として落ち込みや不安感があります。111ページでふれたHangxiety（ハングザエティー）です。もともと落ち込みやすく、ものごとをネガティブにとらえがちな人はどのように予防したらいいか、考えてみました。

●うつ症状を軽減させるDHA・EPAをとる

2001年のフィンランドの研究[*40]によると、魚を食べない人（週1回もしくは食べない）に比べて、魚を頻繁に食べる人はうつ病になりにくいことが証明されています。軽度から重度のうつ病になる可能性は、魚を食べない人のほうが約30％高く、特に女性のほうがその傾向が顕著だったそうです。

また、2003年の台湾の研究[*41]では、うつ病患者で、DHA・EPAをとったグループと、プラセボ（偽薬）をとったグループを8週間で比較したところ、DHA・EPAのグループのほうがうつ症状の改善が見られたそうです。

魚を食べる人にうつ病のリスクが減り、魚に多く含まれるDHA・EPAをとると、うつ病患者の症状が軽減した、ということは……**「DHA・EPAが豊富なマグロの脂身を頻繁に食べる」**のがよいのではないでしょうか。

●トリプトファンとビタミンB群でセロトニンを増やす

もうひとつ。多くの研究で「うつ病患者は葉酸が不足している」ことがわかっています。また、ビタミンB群のひとつである**葉酸**をとることで、症状が軽減するともいわれています。この葉酸を含むビタミンB群は、**「セロトニン」**という脳内神経伝達物質を生成するときに必要な栄養素です。セロトニンは精神を安定させて、不安やうつ症状を抑える働きがあります。

セロトニンは、たんぱく質が分解されてできる**「トリプトファン」**を原料に、ビタミン（特にB群）やミネラル（鉄や亜鉛）がかかわって合成が促されます。ということは……**「葉酸などのビタミンB群、トリプトファンが多いマグロの赤身を**

食べる」とよいのではないでしょうか。

DHAやEPAはサバやサンマ、イワシにも含まれていますが、マグロの脂身、つまりトロにダントツに多く含まれています。また、トリプトファンでいえば、マグロの赤身に豊富です。お酒のつまみにはマグロの刺身を、普段から落ち込みやすい人や不安が強い人は、ランチに鉄火丼をチョイスしたり、ツナのおにぎりを選び、マグロの摂取量を増やしてみてはいかがでしょうか。

☑ **複数の健康効果から総合的に見れば、マグロは落ち込みや不安を予防するのにベストな食材**

お酒とうまく付き合う7か条

酒は飲んでも飲まれるな、とはよくいったものです。酒席での失敗や後悔は、繰り返さないように、ぜひ「学び」や「気づき」に変えていきましょう。

この7か条を頭の片隅においておけば、飲酒を「人生を楽しむための一要素」として健康に続けていけるはずです。

①適量とは本当に少量だと肝に銘じておく

「ほどほどの量」は酒飲みが思っている以上に少ないことを忘れないで！

②飲むデメリット・飲みすぎるリスクを知っておく

いいことだけではありません。ダメージがあることを覚えておいて！

③飲むときは「食べる」&「しゃべる」もセットにしよう

おつまみ必須、会話も必須。食べて飲んで楽しく、を目指しましょう。

④健康診断で自分の体の特性を知る

数値は体の声でもあります。ちゃんと耳を傾けましょう。

⑤酔い方で自分の脳と体の弱点をおさえておく

自分がどうなったら飲みすぎなのか、体で覚えておきましょう。

⑥意識して二日酔い対策を講じておく

転ばぬ先の杖、二日酔いで失う時間や体のダメージを事前に防ごう。

⑦楽しかったと思えるお酒を心がける

後悔するお酒ではなく、いい思い出にできるお酒を目指しましょう。

人と一緒に楽しみながらお酒を飲んでいる人は、総じて健康で長生きです。ひとり酒に愚痴り酒、やけ酒ではなく、楽しすぎて酔うのがもったいないと思うような、刺激と発見のある「飲みニケーション」を目指しましょう。

参考文献・資料

1章

＊1　Holman CD,et al. Med J Aust. 1996;164:141-145.
＊2　Thun MJ et al. Alcohol consumption and mortality among middle-aged and elderly U.S. adults. N Engl J Med 337: 1705-14, 1997.
＊3　BMJ 2011;342:d671
＊4　Lancet. 2018;392:1015-35.
＊5　http://www.nature.com/articles/s41598-022-11427-x
＊6　"Association Between Daily Alcohol Intake and Risk of All-Cause Mortality". JAMA Network Open, 2023; 6 (3) e236185
＊7　https://pubs.acs.org/doi/full/10.1021/acs.jafc.2c00587
＊8　https://pubs.acs.org/doi/10.1021/acschemneuro.2c00444
＊9　Ann Intern Med.;163,8,569-579,2015
＊10　BMC Med 11、192 (2013)
＊11　日本食品標準成分表 2020 年版（八訂）
＊12　日本醸造協会誌　2003 年第 98 巻第 6 号 P.392 -397
＊13　日本醸造協会誌　2014 年第 109 巻第 3 号 P.137 -146
＊14　日本醸造協会誌　2015 年第 110 巻第 2 号 P.81 -85

2章

＊15　日本醸造協会誌　2014 年第 109 巻第 1 号 P.2-10
＊16　https://www.tech.tsukuba.ac.jp/2010/report/n06_report2010.pdf
＊17　Br J Cancer，87:1234-1245，2002.
＊18　https://www.sciencedirect.com/science/article/abs/pii/089543569390017U

3章

＊19　http://www.kanen.ncgm.go.jp/cont/010/alcohol.html
＊20　Study finds drinking wine with meals was associated with lower risk of type 2 diabetes(米国心臓協会　2022 年 3 月 3 日)
＊21　https://www.mdpi.com/2072-6643/15/6/1540

4章

＊22　Stroke　2004 年 35 巻 P.1124-1129
＊23　https://jamanetwork.com/journals/jama/fullarticle/196197
＊24　Int J Geriatr Psychiatry. 2023 Mar;38(3):e5896.

＊25 Circ J, 2017. 81(11): p. 1580-1588.
＊26 『歯科衛生士のための21世紀のペリオドントロジー ダイジェスト』天野敦雄・著（クインテッセンス出版）
＊27 https://www.joms.org/article/S0278-2391(19)31076-6/fulltext
＊28 https://www.okayama-u.ac.jp/jp/press/data/200529/shiryou2.pdf
＊29 Asian Pacific Journal of Cancer Prevention 2020年6月1日　JACCスタディ（北海道大学 公衆衛生学教室）
＊30 Sleep Med 2005;6:5-13
＊31 https://www.ask.or.jp/article/587
＊32 https://www.ncasa-japan.jp/pdf/document18.pdf

5章
＊33 https://www.lab.toho-u.ac.jp/med/omori/kensa/column/column_079.html
＊34 J Strength Cond Res. 2017 Jan;31(1):54-61.
＊35 https://epi.ncc.go.jp/jphc/outcome/8153.html
＊36 https://www.sciencedaily.com/releases/2015/01/150126083810.htm
＊37 https://epi.ncc.go.jp/jphc/outcome/8045.html
＊38 Pew Research Center,Spring 2013 Grobal Attitudes survey,Q84e

6章
＊39 https://www.kagome.co.jp/company/news/2012/001371.html
＊40 Psychiatr Serv 2001；52(4)：529-31
＊41 https://www.ncbi.nlm.nih.gov/pubmed/12888186

コラム
P.72
＊42 BMC Public Health. 2012;12:987.
＊43 Am J Epidemiol. 2002:155;853-8.
P.114
＊44 https://www.fsc.go.jp/fsciis/evaluationDocument/show/kya20031121192
P.154
＊45 日本消化器病学会・日本肝臓学会診療ガイドライン「NAFLD／NASH」2020年度版
P.196
＊46 https://jamanetwork.com/journals/jama/fullarticle/2807286

杉岡充爾（すぎおか・じゅうじ）

1965年生まれ。千葉大学医学部卒業。医学博士。すぎおかクリニック院長。日本内科学会認定医、日本循環器学会専門医、日本抗加齢医学会専門医、日本医師会健康スポーツ医、日本心血管インターベンション治療学会専門医。千葉県船橋市立医療センターの救急医療に約20年、最前線で日夜、心筋梗塞などの生死にかかわる治療に携わり、約1万人の心臓の治療にあたる。2014年5月より千葉県船橋市において「すぎおかクリニック」を開院。また、予防医学の点から、食習慣管理を中心に指導する「ヘルスコンサルティング」にて、エグゼクティブをはじめとした多くの人たちに医療健康情報を提供している。

STAFF

ブックデザイン　藤塚尚子（etokumi）
カバーイラスト　藤塚尚子（etokumi）
本文イラスト　地獄カレー
構成・編集協力　永峯美樹
校正　西進社

生活習慣病の名医が教える
病気にならないお酒の飲み方

2023年11月10日　第1刷発行

監修者　杉岡充爾
発行者　永岡純一
発行所　株式会社永岡書店
〒176-8518
東京都練馬区豊玉上1-7-14
代表 03（3992）5155　編集 03（3992）7191
D T P　センターメディア
印　刷　誠宏印刷
製　本　コモンズデザイン・ネットワーク

ISBN978-4-522-45419-0 C0176